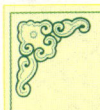

国医绝学百日通

本草美人养颜经

李玉波　翟志光　袁香桃◎主编

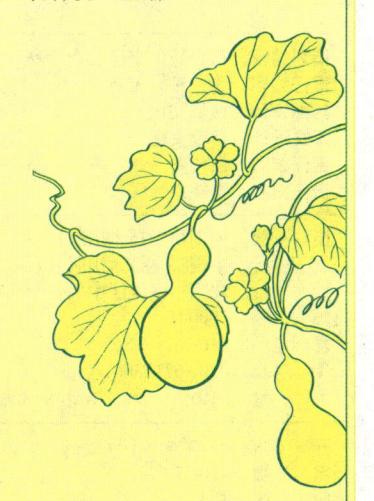

中国科学技术出版社
·北京·

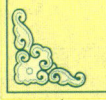

图书在版编目（CIP）数据

本草美人养颜经 / 李玉波, 翟志光, 袁香桃主编. -- 北京：中国科学技术出版社, 2025.2
（国医绝学百日通）
ISBN 978-7-5236-0766-4

Ⅰ. ①本… Ⅱ. ①李… ②翟… ③袁… Ⅲ. ①中草药—美容—基本知识 Ⅳ. ①TS974.1

中国国家版本馆CIP数据核字（2024）第098699号

策划编辑	符晓静　李洁　卢紫晔
责任编辑	曹小雅　王晓平
封面设计	博悦文化
正文设计	博悦文化
责任校对	吕传新
责任印制	李晓霖

出　版	中国科学技术出版社
发　行	中国科学技术出版社有限公司
地　址	北京市海淀区中关村南大街 16 号
邮　编	100081
发行电话	010-62173865
传　真	010-62173081
网　址	http://www.cspbooks.com.cn

开　本	787毫米×1092毫米　1/32
字　数	4100千字
印　张	123
版　次	2025 年 2 月第 1 版
印　次	2025 年 2 月第 1 次印刷
印　刷	小森印刷（天津）有限公司
书　号	ISBN 978-7-5236-0766-4 / R・3282
定　价	615.00元（全41册）

（凡购买本社图书，如有缺页、倒页、脱页者，本社销售中心负责调换）

目录

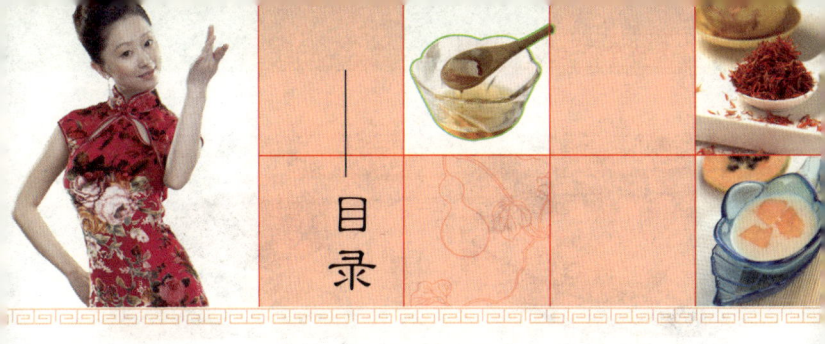

第一章　国医推荐的汉方养颜方案

第一节　补气养血的汉方养颜方案 ………………………… 2
第二节　滋阴补阴的汉方养颜方案 ………………………… 7
第三节　滋养五脏的汉方养颜方案 ………………………… 12

第二章　解决肌肤瑕疵的汉方养颜方案

第一节　青春痘的汉方养颜方案 …………………………… 24
第二节　皮肤暗沉、黝黑的汉方养颜方案 ………………… 27
第三节　色斑的汉方养颜方案 ……………………………… 31
第四节　毛孔粗大的汉方养颜方案 ………………………… 35
第五节　肌肤干燥的汉方养颜方案 ………………………… 38

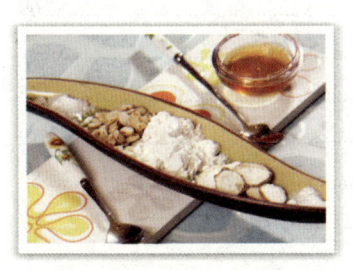

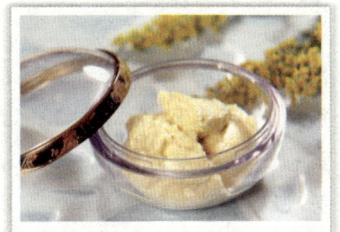

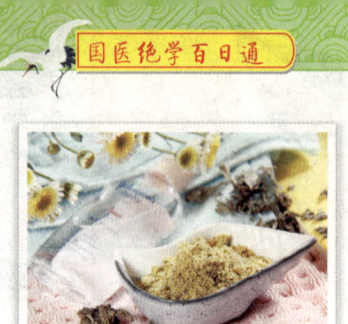

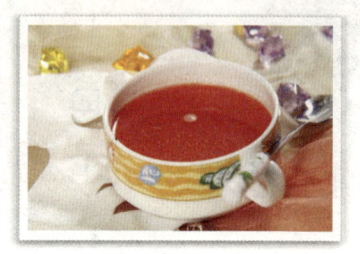

第六节　皮肤过敏的汉方养颜方案...................................41

第七节　黑眼圈的汉方养颜方案.......................................45

第三章　抗衰老的汉方养颜方案

第一节　平复皱纹的汉方养颜方案...................................50

第二节　紧致肌肤的汉方养颜方案...................................53

第三节　焕颜嫩肤的汉方养颜方案...................................57

第四章　从头到脚，婀娜玲珑

第一节　乌发养发...62

第二节　明眸养眼...65

第三节　护唇健齿...69

第四节　雌激素养颜...72

第五节　丰胸...75

第六节　手足保养...79

第七节　本草美体...83

第八节　降脂减肥...87

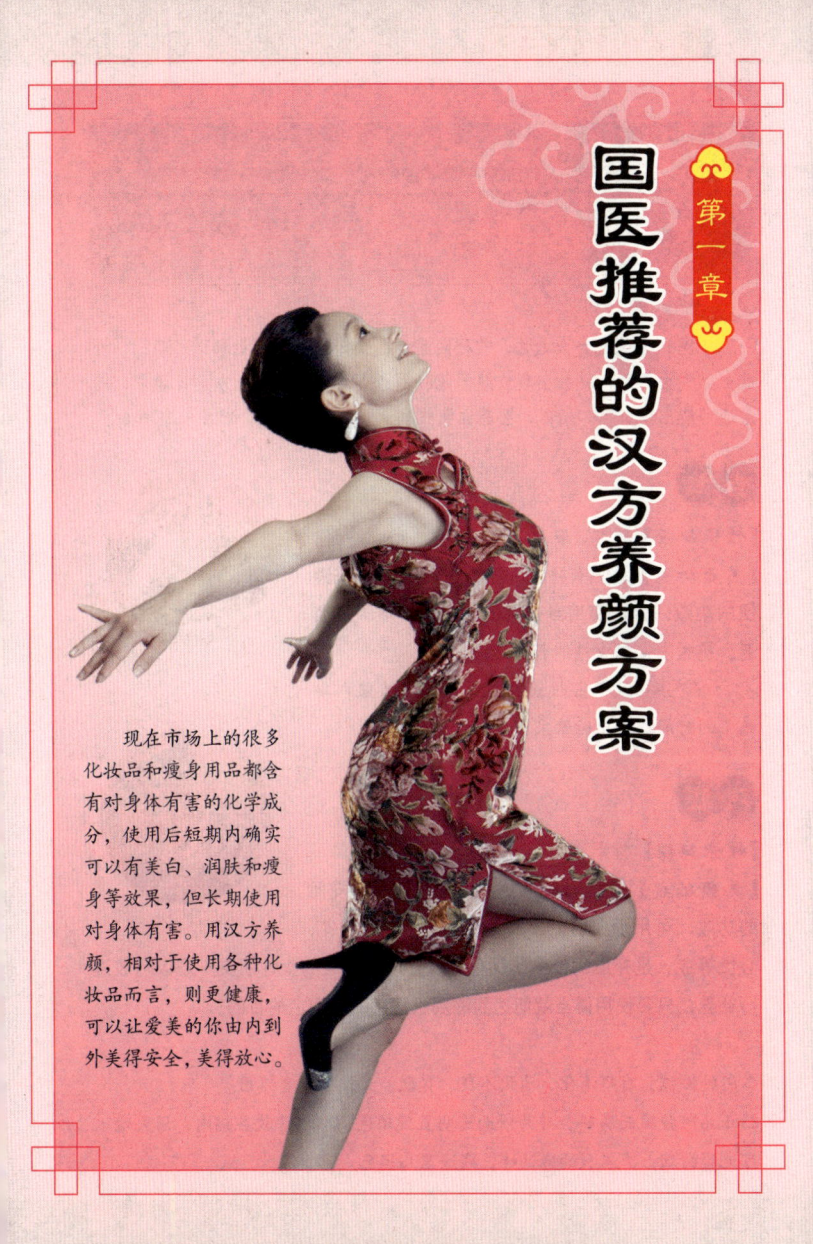

第一章 国医推荐的汉方养颜方案

现在市场上的很多化妆品和瘦身用品都含有对身体有害的化学成分,使用后短期内确实可以有美白、润肤和瘦身等效果,但长期使用对身体有害。用汉方养颜,相对于使用各种化妆品而言,则更健康,可以让爱美的你由内到外美得安全,美得放心。

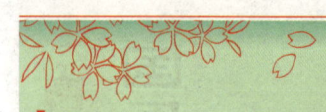

第一节 补气养血的汉方养颜方案

中医认为"气为血之帅，气行则血行；血为气之母，血顺则气顺"，女性一旦气血两亏，就会出现皮肤干涩、面色萎黄、头发干枯发黄等现象，脸上还可能出现斑点。所以，要想面色红润、肌肤细腻滑润，就要补气养血。

当归

【性味归经】 性温，味甘、辛，归肝、心、脾经。

【美颜功效】 当归有补血活血、调经止痛、润肠通便的功效。合理使用当归能促进机体排毒、抗衰老、护秀发，是女性的养颜佳品。

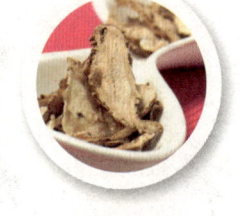

注意事项 服用当归的人应尽量减少暴露在阳光下的时间，外出时需采取防晒措施。

阿胶

【性味归经】 性平，味甘，归肺、肝、肾经。

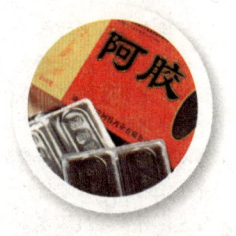

【美颜功效】 阿胶有补血止血、滋阴润燥、安胎的功效，可用于血虚引起的面色发黄、头晕眼花、心慌等症，是补血的佳品，面色暗黄、气血不佳的女性朋友不妨以阿胶进行补养，只要使用得当就能达到滋润肌肤、改善面色的目的。

注意事项

◎阿胶滋腻，有碍消化，消化不良、胃弱、大便稀薄者慎用。

◎正品阿胶脆而易碎，碎片断面透明呈琥珀色，取少许放在锅内，用火烧，可见冒白烟，有浓烈的麻油味，残渣呈乌黑色。

熟地黄

【性味归经】性微温,味甘,归心、肝、肾经。

【美颜功效】明代著名医家张景岳认为,熟地黄能够"大补血衰,滋培肾水,填骨髓,益真阴,专补肾中元气,兼疗藏血之经"。一直以来,熟地黄被广泛地用于治疗精血亏虚所致的耳聋、视物昏花、牙齿松动、须发早白、面色黄而不华,是美容方中使用非常频繁的中药之一。

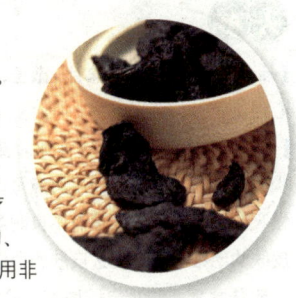

⚠ 注意事项

◎本品性质黏腻,有碍消化,凡脾胃虚弱、气滞痰多、脘腹胀满及食少便溏者忌服。

◎生地黄与熟地黄的功效不同。生地黄的主要作用是清热凉血、养阴生津,多用于血热出血或壮热神昏、口干舌紫等,因此生地黄为滋阴凉血的药。经过加工后的熟地黄味甘,性微温,养血滋阴,精血阴液亏虚偏寒或热轻者都可用,是补血的药。所以,生地黄和熟地黄不能互相替代。

红花

【性味归经】性温,味辛,归心、肝经。

【美颜功效】红花具有活血化瘀、加速血液循环、促进新陈代谢的功效,可有效排除黑素细胞所产生的黑色素,促进滞留在体内的黑色素分解,使之不能沉淀形成色斑或使已经沉淀的色素分解而排出体外,因此可称为美容界的佳品。

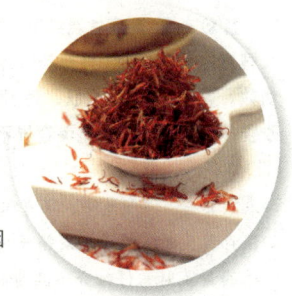

⚠ 注意事项

◎孕妇慎用,易动胎气。

◎有些患者服用红花后会出现鼻出血、月经延长或提前、嗜睡、萎靡不振、口干、排粉红色尿液或过敏等不良反应,所以使用前须征求中医的意见。

人参

【性味归经】性平,味甘、微苦,归脾、肺、心经。

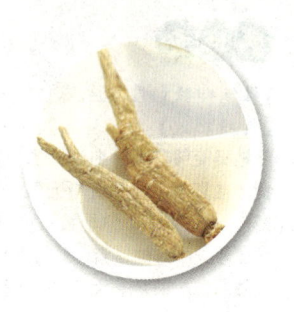

【美颜功效】人参是很多化妆品中必不可少的成分。人参皂苷的浸出液可以被皮肤缓慢吸收,而且对皮肤没有不良刺激,能扩张皮肤的毛细血管,促进皮肤的血液循环,增加皮肤营养,防止皮肤脱水、硬化、起皱,从而增强皮肤的弹性,使细胞得到新生,对保持皮肤的光洁和滋润、防止过早衰老有较好的作用。

注意事项

◎服用人参后忌吃各种海味。

◎无论是煎服还是炖服,忌用五金炊具。

黄芪

【性味归经】性微温,味甘,归脾、肺经。

【美颜功效】黄芪甘温纯阳,可补诸虚不足,壮脾胃,活血生血,具有补气升阳、敛疮生肌的功效。常用可滋润肌肤,养颜美容,调理气血,改善多种肌肤问题,是美容界不可多得的佳品。

注意事项

◎表实邪盛、湿阻气滞、肠胃积滞、痈疽初起或溃后热毒尚盛者,均禁服。

◎保存黄芪时需装于石灰箱或炕箱内。

◎选购黄芪时需仔细分辨品质的优劣,上好的黄芪呈圆柱形、分枝少、上粗下细、表面呈灰黄色或淡褐色、有纵皱纹或沟纹、皮孔横向延长、味微甜、嚼起来有一股豆腥味。

◎由于产地不同,黄芪品质也不同:产于山西绵山者,条短质柔而富有粉性,十分名贵;产于山西浑源地区的黄芪也是佳品。

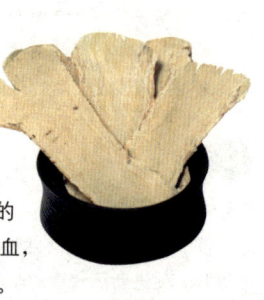

五加皮

【性味归经】性温,味辛、苦,归肝、肾经。

【美颜功效】五加皮有祛风湿、补肝肾、强筋骨、活血脉、利水的功效,是一种上好的美容药材。其含有丰富的营养成分,如刺五加苷和多糖等,这些营养成分都有活血散瘀、促进血液循环、加强新陈代谢等作用,与其他中药配合使用可以起到补气养血、抗皱美肤、轻身延年的作用。

⚠ 注意事项

◎阴虚火旺者慎服。

◎注意区分杠柳和五加皮。杠柳有毒,性状与五加皮不同,在选购及服用前需仔细鉴别,以免误食后造成伤害。

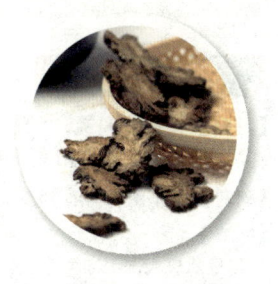

川芎

【性味归经】性温,味辛,归肝、胆、心包经。

【美颜功效】现代药理研究认为,川芎具有抗维生素E缺乏症的功效,且维生素E具有较强的美容作用,所以常服川芎及其制剂,对延缓皮肤衰老、改善各种皮肤问题很有帮助。中医认为,川芎有活血行气、祛风止痛的功效,用川芎制成的川芎粉刺露可以防治青少年的面部粉刺及各种面部斑点,并可使面部皮肤白嫩润滑。同时,川芎又可以养阴活血,是女性滋补佳品。

⚠ 注意事项

◎高血压性头痛、脑肿瘤头痛、肝火头痛及阴虚火旺者均忌食。

◎川芎不可单用,必须与其他中药配伍,才具有补气养血的功效。

◎川芎性偏温,月经过多、有出血疾病者禁服。

美人养颜方案

红花茶

【材料】红花、檀香各5克,绿茶2克
【调料】红糖适量
【做法】将红花、檀香、绿茶、红糖用沸水冲泡后,加盖焖5分钟即可饮用。

【美颜链接】红花通女性经水,多则行血,少则养血。它富含多种维生素和生物活性成分,能养血、活血、降血压、降血脂、保护心脏、美容美发。每日一剂,会让女性的皮肤变得干净透亮。

美丽叮咛 需注意,睡前少饮红花茶,以免引起神经过度兴奋而影响睡眠。

八珍母鸡汤

【材料】母鸡1000克,当归、党参各15克,川芎、炒白术、赤芍、香附、乌药、葱段、姜片各10克,炙甘草5克
【调料】盐适量,料酒15克,味精少许
【做法】
1. 将母鸡放入沸水锅内烫3分钟,捞出沥水,切成大块。
2. 将当归、党参、川芎、炒白术、赤芍、香附、乌药、炙甘草洗净,用干净纱布袋装好,扎口备用。
3. 将药袋、鸡块、姜片、葱段、料酒、盐放入砂锅内,倒入适量清水,大火煮沸,撇去浮沫。
4. 转用小火煨至鸡肉熟烂,放入味精调味,盛入汤碗内即成。

【美颜链接】汤浓肉烂,营养丰富,可以补血、养颜,使肌肤红润。

【第二节 滋阴补阴的汉方养颜方案】

阴虚会造成人体状态不佳，容易出现手足心热、盗汗、咽干、口燥等现象，使肌肤变得暗淡、无光泽。若能及时滋阴补阴，不仅可以预防阴虚症状的出现，还可以使皮肤恢复光泽，延缓衰老。

百合

【性味归经】性微寒，味甘，归肺、心经。

【美颜功效】鲜百合富含黏液质及维生素，对皮肤细胞的新陈代谢有益。中医认为，百合能养阴润肺、补中益气、宁心安神，可为肌肤补充水分，常食百合，有一定的美容养颜功效。

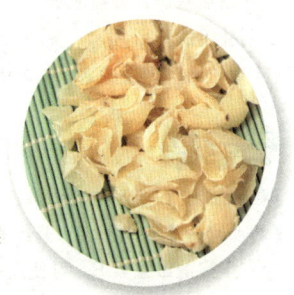

注意事项 食用百合与药用百合不同，两者的化学成分有明显的差异，食用百合不能入药。

沙参

【性味归经】性微寒，味甘，归肺、胃经。

【美颜功效】沙参在美容界的地位很高，与其他中药配合使用能补胃肺之阴、清胃肺之热，因其能滋阴清肺、养胃生津，有养颜润肤的功效，所以沙参适合阴虚、体弱的女性食用。

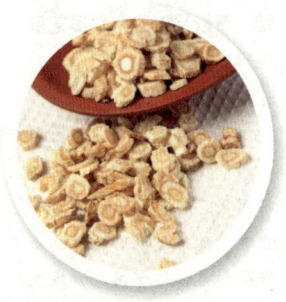

注意事项 风寒咳嗽者忌服，且不宜与藜芦同用。

女贞子

【性味归经】性凉,味甘、苦,归肝、肾经。

【美颜功效】女贞子有补肝、补肾、滋阴、祛风除湿、明目、乌发的功效,能滋阴,健腰膝,乌发,明目。女贞子与其他中药配合使用有补肾滋阴、养肝明目、活血祛斑、补益肌肤、强身抗衰的功效。

将女贞子配伍成口服的低度酒剂食疗,可使活血祛斑、补益肌肤、强身抗衰的作用更明显。所以女贞子历来是滋阴补阴的佳品。

⚠ **注意事项** 脾胃虚寒、泄泻便溏者忌服。

黑芝麻

【性味归经】性平,味甘,归肝、肾、大肠经。

【美颜功效】经常服用可延缓衰老。黑芝麻含有丰富的维生素E,可使皮肤保持柔嫩、细致和光滑。另外,黑芝麻有补肝肾、益精血、润肠燥的功效,有习惯性便秘的女性,由于肠内存留的毒素会伤害到肝脏,造成皮肤粗糙,所以平时应常食黑芝麻以促进毒素从体内排出。

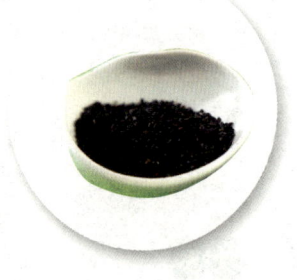

⚠ **注意事项**

◎黑芝麻的药用部位为芝麻科植物芝麻的成熟种子,以色黑、颗粒饱满者入药最佳。

◎因黑芝麻有滑肠作用,故大便稀薄者不宜服用。

◎在选购黑芝麻时,注意不要买到染色的劣质品。因为许多不法商贩为了取得利益,常使用色素或黑颜料等为黑芝麻上色,所以购买时一定要注意分辨。

旱莲草

【性味归经】性寒，味甘、酸，归肝、肾经。

【美颜功效】旱莲草是乌须黑发、生长毛发的药，有凉血、止血、补肾、益阴的功效。它含挥发油、皂苷、鞣质、维生素A、旱莲草素等营养成分，有养阴补肾、凉血止血的作用。旱莲草可单独内服，也可以与其他中药配合使用。

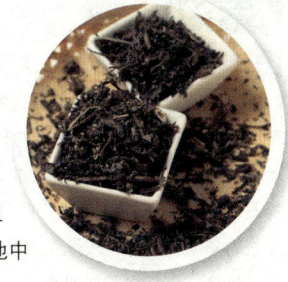

⚠ 注意事项

◎大便溏泻者忌服。

◎脾肾虚寒者忌服。

石斛

【性味归经】性微寒，味甘、淡，归胃、肾经。

【美颜功效】石斛既能清胃热、生津止渴，又能滋肾阴、退热明目，为滋阴养肾之良药。石斛能双向调节肠道平滑肌，可以延缓衰老，保持肌肤水嫩光滑和秀发乌黑亮丽，让女性远离皮肤干燥、发丝干枯等困扰。凡热病伤津、胃热口渴较轻的女性，可单用此药煎汤代茶饮。

⚠ 注意事项

◎石斛中的有效成分主要为生物碱，大多难溶于水，在煎药时为了增加其有效成分的溶解度，应延长煎煮时间，可先煎1～2小时后，再与其他药一起煎煮。

◎脾胃虚寒者禁服。

◎热病早期慎服。

◎若阴伤较重、舌质深赤、舌苔焦黑干燥、口渴欲饮，可将石斛与天花粉、生地黄、麦门冬等同用，滋阴补肾效果显著。

天门冬

【性味归经】 性大寒,味甘、苦,归肺、肾经。

【美颜功效】 现代药理学研究发现,天门冬所含的天门冬酸有抗氧化的作用,可阻止不饱和脂肪酸的氧化,与维生素类营养物质配伍可用于调理皮肤,具有延缓和治疗皮肤的角质化、保持皮肤柔滑和湿润的功效。

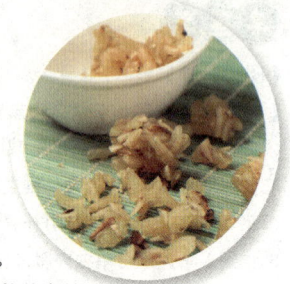

另外,天门冬易被头发吸附,可提高其抗静电性和易梳理性,所以天门冬除具有美肌功效外,还有一定的美发作用。目前,在临床上,天门冬常被用于调理肌肤不泽、头发早白、牙齿松动等症。

！注意事项

◎天门冬内服外用皆可。内服时,宜煎汤;外用时,以鲜品捣烂外敷为主,也可将其研磨后的干粉调蜂蜜涂抹。

◎脾胃虚寒、食少便溏者忌用。

麦门冬

【性味归经】 性微寒,味甘、微苦,归脾、心、胃经。

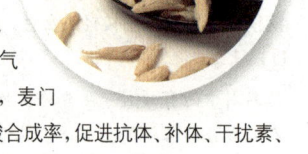

【美颜功效】 麦门冬有养阴生津、润肺清心、益精强阴、解烦止渴、美颜色、悦肌肤的功效。麦门冬具有良好的益胃润肺作用,而女性胃气康健则气血充足,面色红润。药理研究发现,麦门冬能延长抗体存在时间,提高免疫功能和核酸合成率,促进抗体、补体、干扰素、溶菌酶等免疫物质的产生。这些物质对润肤悦颜具有非常好的功效。

！注意事项

◎脾胃虚泄泻、胃有痰饮湿浊及风寒感冒、咳嗽者都要忌服麦门冬。

◎在服用前最好向中医咨询,听取他们的建议,避免出现恶心、呕吐、瘙痒等过敏反应。

美人养颜方案

麦门冬菊花茶

【材料】麦门冬、菊花、金银花各10克

【做法】
1. 将所有材料洗干净，放入茶杯中。
2. 以沸水冲泡即可饮用。

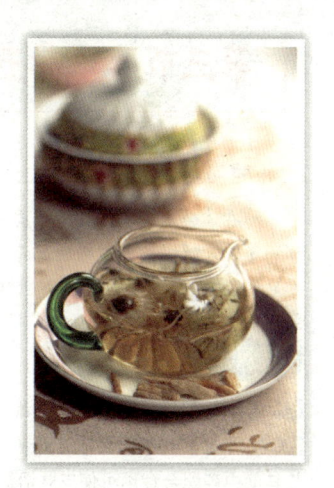

【美颜链接】麦门冬具有良好的益胃润肺作用，肺得濡润则皮毛得到营养而润泽，容颜自然美好。此茶还具有清热解渴的功效，可以改善咽喉疼痛，缓解发炎症状。

沙参萝卜百合汤

【材料】牛肉200克，沙参15克，青萝卜100克，胡萝卜1个，口蘑、百合各30克，葱段、姜片各少许

【调料】八角1粒，盐适量，料酒1大匙

【做法】
1. 牛肉清洗干净，切块，放入沸水中汆烫，然后用料酒去腥，捞出，沥干，备用。
2. 口蘑洗净切十字花刀；青萝卜、胡萝卜分别去皮洗净，切成块；百合、沙参洗净备用。
3. 向锅中注入适量的清水，将材料和剩余调料（盐除外）一同放入锅中，大火煮沸后，改小火慢煲2个小时，再用盐调味即可食用。

【美颜链接】《本草衍义》中记载：沙参可清肺胃之热，具有养肺养胃的作用；此汤中的百合，也具有滋阴润肺的功效；而萝卜对人体也具有滋补功效。因此，本品可润肺滋阴、清心安神、滋五脏、美容颜。

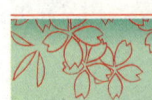

第三节 滋养五脏的汉方养颜方案

□ 补肺润肺

肺在体合皮，其华在毛。皮毛是一身之表，依赖于卫气和津液的温养和润泽，是抵御外邪侵袭的屏障。补肺润肺就能让肺顺利地输出津液、宣发卫气于皮毛，使皮肤润泽、肌肤致密，抵御外邪的能力增强。

川贝母

【性味归经】性微寒，味甘、苦，归心、肺经。

【美颜功效】川贝母可散结开郁，能化痰、润心肺，与其他中药配合食用可使皮肤滑润细嫩，富有弹性，故有滋阴养肺、排毒、抗衰老的美容功效。

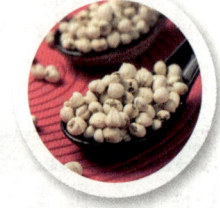

⚠ 注意事项 川贝母反乌头、矾石、莽草、恶桃花，不宜与乌头类药材同用。

杏仁

【性味归经】性微温，味苦，归肺、大肠经。

【美颜功效】杏仁含有各种脂类和微量元素等营养成分，可使肌肤润泽而有光泽，能给毛发提供所需营养，使秀发更加乌黑光亮。同时，杏仁含有丰富的维生素E，对于抵抗氧化侵害、预防并改善皮肤色素沉积大有好处，有很好的祛痘、祛斑、美白和延缓皮肤衰老的功效。

⚠ 注意事项

◎阴虚咳嗽者忌服。

◎大便溏泄者忌服。

白果

【性味归经】 性平,味甘、苦、涩,归肺经。

【美颜功效】 白果具有润肺、定喘、止带、消毒杀虫,能补虚羸、益肺胃、生津液、润大肠。营养学家指出,白果除了含有蛋白质、维生素C、钙、铁等常见营养素,还含有银杏酸、白果酚、五炭多糖等特殊营养素。女性常食、可祛斑洁肤、滋肤养颜,使人精神焕发。

所以,白果很适合皮肤干燥、有雀斑及肥胖的女性食用。

! 注意事项

◎白果忌与鳗鱼同食。

◎已发芽的白果不能食用。

◎白果有微量毒素,不宜多食、常食。如果食白果过多,可出现腹痛、腹泻、发热、发绀,以及昏迷、抽搐等症状,严重者甚至会出现呼吸麻痹而死亡。引起中毒及中毒的轻重,与年龄、体质强弱及服食量的多少有密切关系。年龄越小中毒的可能性越大,中毒程度也越重;服食量越多,体质越弱,则死亡率越高。

桔梗

【性味归经】 性平,味苦、辛,归肺经。

【美颜功效】 桔梗有宣肺、祛痰、利咽、排脓、开提肺气的功效,能通过补血、补气、促进血液循环和激素的正常分泌。经常食用能刺激女性的胸部发育。

! 注意事项

◎服用桔梗过量会引起恶心、呕吐等不良反应。

◎阳虚久咳及有咳血倾向者不宜食用。

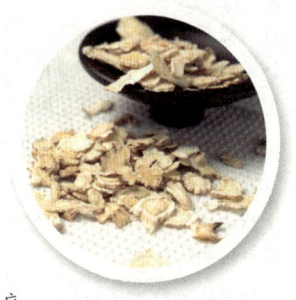

美人养颜方案

鲫鱼川贝汤

【材料】鲫鱼 200 克,川贝母 9 克,姜丝适量
【调料】盐、胡椒、陈皮各适量
【做法】

1. 将鲫鱼宰杀,去鳞,除内脏,洗净备用。
2. 将川贝母、胡椒、姜丝、陈皮放入鱼腹中,封好。
3. 把鱼放入锅内,加适量清水,用盐调味,中火煮熟后,将鱼腹中的材料取出即可。

【美颜链接】川贝母有滋阴润肺的功能,能滋润肌肤。另外,可用于治疗肺热咳嗽,与麦门冬、沙参配合使用,效果更佳。

枇杷叶杏仁蜜枣汤

【材料】蜜枣 10 颗,杏仁、桔梗、枇杷叶各 15 克
【调料】冰糖少许
【做法】

1. 将枇杷叶、蜜枣、杏仁、桔梗分别用清水冲洗干净;蜜枣切小块,备用。
2. 把枇杷叶放入干净、透气的布包内,与蜜枣块、杏仁、桔梗一同放入锅中,加入 3 碗清水,大火煮开后,改小火慢煲。
3. 锅内水剩一半时,即可放入冰糖,待糖溶化后起锅即可。

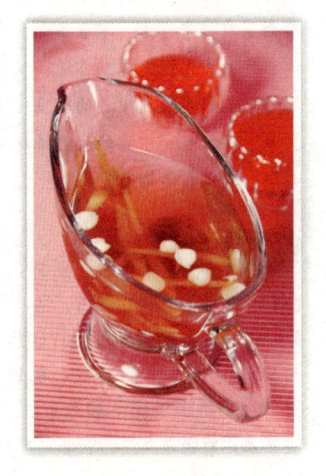

【美颜链接】杏仁含有丰富的蛋白质和不饱和脂肪酸,能滋养五脏六腑,让女性从内到外健康美丽。

补益脾胃

食物经脾、胃消化吸收后,须依赖于脾的运化功能,将水谷转化为精微物质,并依赖于脾的转输和散精功能,才能将水谷精微散布于全身。脾胃功能好,补益得当,会让女性容光焕发,神采奕奕。

鸡内金

【性味归经】 性平,味甘,归脾、胃、小肠、膀胱经。

【美颜功效】 宽中健脾,消食磨胃。鸡内金与其他中药配合食用可以治疗女性脱发、白发、斑秃(鬼剃头)、毛发干枯不泽、形体消瘦、目黯神疲等症。经常服用可让女性体健发泽、面润神爽。

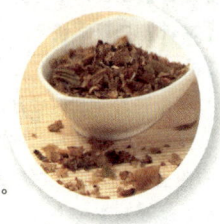

⚠ 注意事项

◎忌与生、凉、辣食物同食。

◎孕妇禁用。

◎鸡内金性主降,凡大气下降或咳嗽吐血等症忌用。

陈皮

【性味归经】 性温,味苦、辛,归肺、脾经。

【美颜功效】 陈皮含有挥发油、橙皮苷、B族维生素、维生素C等成分,有理气健脾、燥湿化痰、解腻留香、降逆止呕、利尿减肥的功效,可以理气淡斑、调经养颜。陈皮最好用冬柑的皮晒制成,美容效果更佳。

⚠ 注意事项

◎陈皮燥湿助热,如舌赤小津内有实热者慎服。

◎陈皮不宜与半夏、南星同用。

◎陈皮不宜与温热香燥药同用。

◎置阴凉干燥处存放,防霉、防蛀。

美人养颜方案

山药内金山楂粥

【材料】山药片 30 克,鸡内金 10 克,山楂 15 克,玉米 150 克,红枣 5 颗

【调料】白糖适量

【做法】

1. 将山药片、鸡内金分别研为细末,混匀;山楂洗净切薄片。
2. 山楂片、山药粉、鸡内金粉与玉米、红枣共入锅中,加水适量。
3. 煮至粥稠时加入白糖即可。

【美颜链接】现代中医多用此方治疗消化不良,可令人体健康、面润神爽。在古代医方中,也用鸡内金治疗白发。据研究,白发的原因可能是某些因素使毛发黑色素细胞代谢失常或缺乏某些特殊氨基酸,而鸡内金含多种消化酶,对促进这些氨基酸的吸收有重要作用。

黄芪陈皮鸡汤

【材料】净公鸡 1 只,高良姜 10 克,黄芪 50 克,生姜适量

【调料】料酒、胡椒粉、盐、陈皮各适量

【做法】

1. 将净公鸡放入沸水锅中煮 3 分钟。
2. 高良姜、黄芪、陈皮用洁净纱布包好,在清水中浸泡 1 小时。
3. 将装有黄芪、高良姜、陈皮的药包放在鸡腹内,然后把鸡放进瓦罐,放入料酒、生姜及足量的清水,小火煲 1 小时后取出药袋,用胡椒粉、盐调味即可。

【美颜链接】黄芪有提高人体免疫力和防御病菌入侵的功能;公鸡具有温补的作用;陈皮有消食的功效;生姜、胡椒粉都有暖胃的作用。因此,本品对保健强身有很大的功效,能让女性面色红润。

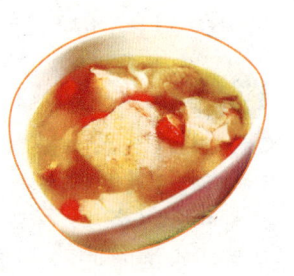

补心安神

补心安神是中医治疗心神不安的一种方法。女性心神不安，往往会导致内分泌失调，时间短会面色不佳，时间长则会形体消瘦，可谓是爱美女性的大敌。所以，补心安神对女性而言很重要。

酸枣仁

【性味归经】 性平，味甘、酸，归心、肝经。

【美颜功效】 酸枣仁具有养心益肝、安神、敛汗的功效，与其他中药配伍使用可使人容颜减皱、肌肤光滑。《本草图经》也有记载，酸枣仁"主烦心不得眠，今医家两用之"，对黑眼圈、思虑过度、劳伤心脾、暗耗阴血所致的面容萎黄失泽效果颇佳。

⚠ 注意事项

◎煎服酸枣仁偶可发生过敏反应，可出现大片荨麻疹，全身皮肤瘙痒，也有表现为恶寒发热、关节疼痛等症者。

◎凡有实邪郁火及患有滑泄症者慎服。

柏子仁

【性味归经】 性平，味甘，归心、肾、大肠经。

【美颜功效】 柏子仁具有养心安神、润肠通便、止汗等功效，与茯苓、酸枣仁、生地黄、麦门冬一样，都是浊中清品，自古以来被列为养颜上品。常食可体润滋血、耳聪目明、轻身延年，是女性防老驻颜的上等食品。

⚠ 注意事项

◎肺气上浮，胃虚者禁用。

◎以粒饱满、黄白色、油性大而不泛油、无皮壳杂质者为佳。

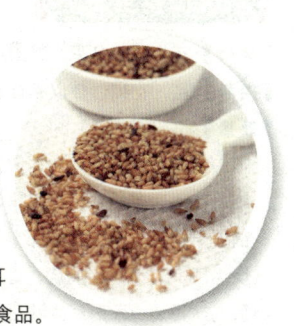

美人养颜方案

酸枣仁泥鳅汤

【材料】泥鳅、酸枣仁各50克,姜、葱各适量

【调料】料酒适量

【做法】
1. 将泥鳅去内脏,切段,备用;酸枣仁洗净,备用。
2. 将泥鳅、酸枣仁、姜、葱、料酒先用大火煮沸3分钟,除去浮沫,再改用小火煮15分钟即可。

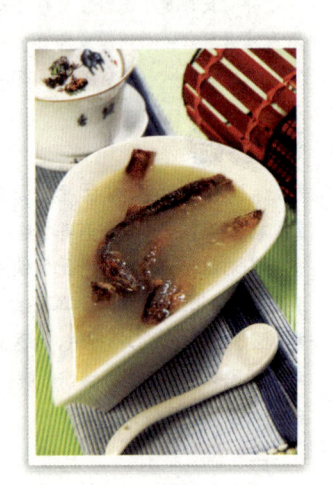

【美颜链接】本品有补益心脾的作用,适宜失眠、气短、懒言、食少的女性食用。

柏仁花生汤

【材料】花生仁500克,柏子仁30克,葱段、姜片各适量

【调料】盐、花椒、桂皮各适量

【做法】
1. 花生仁去杂洗净,放入锅内。
2. 柏子仁用净布包好,放入锅内。
3. 锅置于火上,先加入葱段、姜片、花椒、桂皮,再加入适量清水,待大火烧沸后,改为小火焖烧,直至材料熟。
4. 加入盐再烧一段时间入味后,即可起锅食用。

【美颜链接】柏子仁是养心安神、益脾润肠常用之品,所以心虚血少所致的面色发黄、头发干枯、神经衰弱、心悸不眠、健忘、怔忡等病症,都宜用它来治疗。

补肝养肝

若肝藏血的功能异常，则会引起血虚或出血，影响女性婀娜轻盈的身姿；若肝血不足，不能濡养于目，则两目干涩昏花、双眼无神。因此说，及时补肝养肝就成了爱美女性必不可少的事情。

丹参

【性味归经】性微寒，味苦，归心、肝经。

【美颜功效】丹参色赤味苦，有活血祛瘀、凉血消痈、除烦安神、排脓、止痛的功效。丹参若与其他中药配合食用，能养肝护肝，有活血美颜之功效。

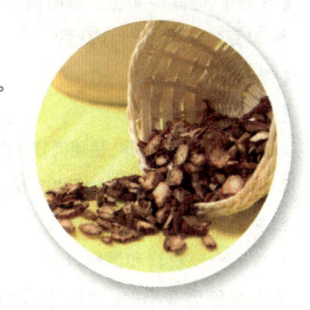

注意事项

◎不宜与藜芦同服，无瘀血者慎服。

◎贮存前用硫黄熏，放通风干燥处。

◎丹参可能引起过敏反应，如全身皮肤瘙痒、胸闷憋气、头晕、烦躁不安等症状，所以食用前应先向中医咨询。

灵芝

【性味归经】性平，味甘，归心、肺、肝、肾经。

【美颜功效】灵芝有补气养血、养心安神、止咳平喘、降低血脂、调节血压、延年益寿的功效，能补气养血、延缓人体衰老，可保持和调节皮肤水分、恢复皮肤弹性，使皮肤细腻、湿润，并可抑制皮肤中黑色素的形成和沉淀。若与内服灵芝合用，内外兼顾，可起到滋润和保护全身肌肤的效果。

注意事项

◎保存灵芝要注意放在干燥、密封、阴凉处，以防潮、防虫蛀。

◎野生灵芝幼嫩时可能被虫蛀过，会有许多细菌，应注意剔除。

美人养颜方案

首乌丹参煲红枣

【材料】何首乌40克,猪腿肉240克,丹参20克,红枣(干)100克

【调料】盐适量

【做法】

1. 何首乌、丹参、红枣、猪腿肉分别用水洗净。
2. 何首乌、丹参切片;红枣去核。
3. 加适量水,大火煲至水滚。
4. 放入全部材料和调料(盐除外),改用中火继续煲2小时。加入盐调味,即可食用。

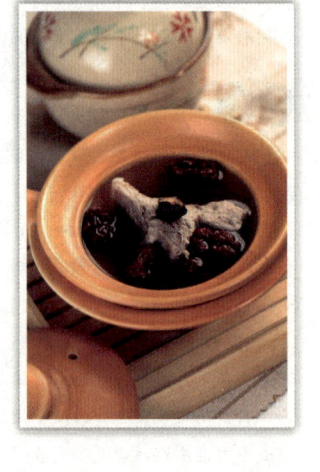

【美颜链接】此汤有滋补血气、养肝护肝、养心安神、活血化瘀、乌须黑发的功效。女性饮用可补血养颜、强健体魄、加速体内新陈代谢、保持活力,使毛发乌润浓密、亮丽动人。

灵芝冻

【材料】灵芝10克,红枣10颗,洋菜粉10克

【调料】冰糖适量

【做法】

1. 灵芝洗净加水,大火煮滚后转小火煎30分钟,过滤取药汁。
2. 加红枣续煮15分钟后加冰糖,再加洋菜粉煮溶后放入容器中。
3. 放进冰箱中让它凝成果冻状,即可食用。

【美颜链接】灵芝能延缓衰老,扶正固本,增强体质,有益气、安神、定惊之功效,加上红枣的补中健脾效用,对于肝气的疏导、肝火的平缓有很大的助益。需要注意的是,腹泻者、肠胃虚寒者慎用。

补肾养肾

肾藏精，主生长发育和生殖；开窍于耳及二阴；在体为骨，其华在发。凡久病而见头发稀疏、枯槁、脱落或未老先衰、早脱、早白的女性，宜补肾养肾。女性用中草药滋阴养肾，就可以让自己恢复美丽和自信。

牛骨髓

【性味归经】性温，味甘，归肺、肾经。

【美颜功效】牛骨髓润肺补肾，泽肌，悦面，理折伤，擦损痛。牛骨髓含有蛋白质、脂肪、各种维生素及矿物质，具有益气、排毒、养颜和治疗贫血等功效。女性常食牛骨髓，不仅可以使皮肤光滑细腻，还可起到补肾的作用。

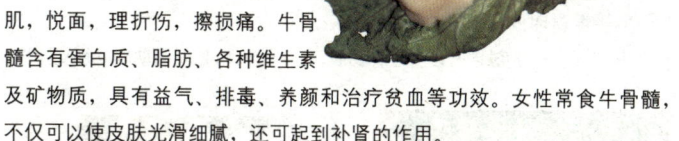

注意事项
◎牛骨髓中的胆固醇含量颇高，故肥胖、高血压、冠心病、脂肪肝患者应忌食。
◎牛骨髓烧制的时间不要太长，否则会收缩变硬。

杜仲

【性味归经】性温，味甘，归肝、肾经。

【美颜功效】杜仲气温平，甘温能补，益肝肾，养筋骨。杜仲含杜仲胶、糖苷、生物碱、果胶、脂肪、树脂、有机酸、酮糖、维生素C、B族维生素、维生素E及β-胡萝卜素等，具有抗衰老、滋阴强健等多种功效。肥胖女性久服可轻身耐老。

注意事项
阴虚火旺者慎服；内热、精血燥者禁用。

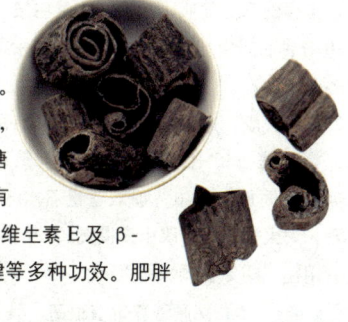

美人养颜方案

酱爆牛骨髓

【材料】牛骨髓250克,洋葱片15克,青椒片、红椒片、葱片、姜片各5克

【调料】红烧牛肉酱、甜面酱、盐、鸡汁、高汤各适量

【做法】

1. 将牛骨髓切段,放入沸水中汆烫2分钟,捞出备用。
2. 锅下底油,下入葱片、姜片、甜面酱、红烧牛肉酱炒香,放入高汤、盐、鸡汁调匀,下入牛骨髓,用小火烧3分钟,再下洋葱片和青椒片、红椒片烧匀,熟透起锅装盘即可。

【美颜链接】牛骨髓含有多种营养物质,有益于养肾,还能帮助皮肤恢复弹性。

田七杜仲煲猪腰

【材料】猪腰2个,田七15克,杜仲30克,栗子80克,葱段、姜片各适量

【调料】盐、胡椒粉、料酒各适量

【做法】

1. 猪腰剖开去筋膜,放入清水盆中浸泡,10分钟后捞出切花刀,放入沸水中汆烫,去血水。
2. 栗子去皮,洗净;田七、杜仲洗净待用。
3. 将猪腰、田七、杜仲、栗子、葱段、姜片一同放入锅中,加入适量清水与料酒,大火煮沸后,改小火慢煲,2个小时后用盐、胡椒粉调味即可。

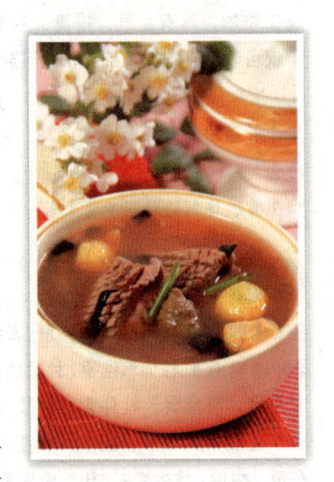

【美颜链接】猪腰营养价值很高,具有滋阴养肾的功效。猪腰中含有丰富的维生素、矿物质等营养成分,能滋阴养颜,是不可多得的美容食品。

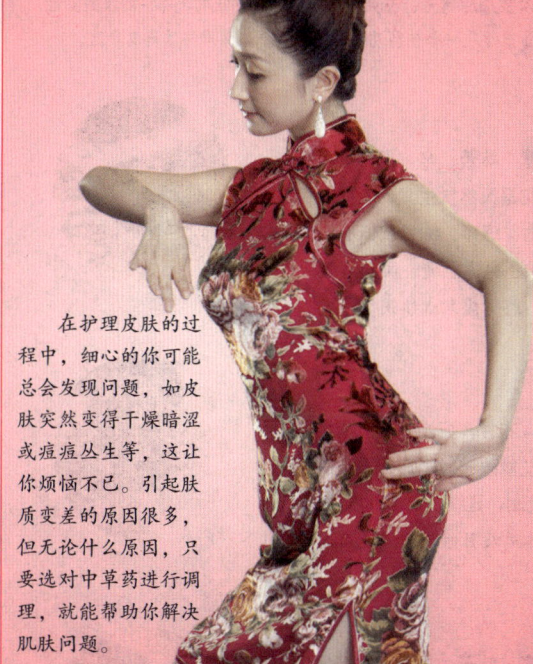

第二章 解决肌肤瑕疵的汉方养颜方案

在护理皮肤的过程中，细心的你可能总会发现问题，如皮肤突然变得干燥暗涩或痘痘丛生等，这让你烦恼不已。引起肤质变差的原因很多，但无论什么原因，只要选对中草药进行调理，就能帮助你解决肌肤问题。

第一节 青春痘的汉方养颜方案

青春痘是由毛囊及皮脂腺堵塞、发炎所引起的一种皮肤病，各年龄段的女性均可能长青春痘。下面推荐几种有祛痘功效的特效本草，帮助你远离青春痘。

野菊花

【性味归经】性微寒，味苦、辛，归肺、肝经。

【美颜功效】野菊花是天然抗生素，能抑制和杀灭数十种细菌，对面疱、疮疖、油性皮肤有很好的祛痘、消炎、清毒、防止色素沉着、美白等效果。

⚠ 注意事项 孕妇、脾胃虚寒者慎用。

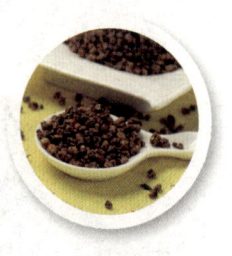

金银花

【性味归经】性寒，味甘，归肺、心、胃经。

【美颜功效】金银花能改善微循环，清除过氧化脂肪沉积，促进新陈代谢，延缓衰老、润肤祛斑。

⚠ 注意事项 虚寒体质及月经期内不能饮用。

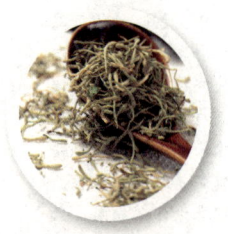

地榆

【性味归经】性微寒，味苦，归肝、大肠经。

【美颜功效】除下焦热，治大小便血症。地榆对各种皮肤病、湿疹和过敏性皮肤炎等有一定的疗效，经常服用可预防肌肤老化及斑点的产生。

⚠ 注意事项 虚寒者忌食。

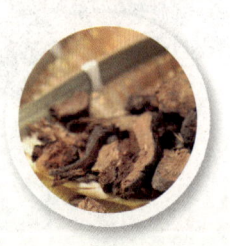

美人养颜方案

西红柿祛痘面膜

【材料】西红柿1个，冬瓜100克，奶酪1大匙

【做法】
1. 西红柿、冬瓜分别洗净，去皮，备用。
2. 将奶酪、冬瓜和西红柿放入搅拌机中，搅拌成糊状即可。

【用法】洗净脸后，将面膜均匀地涂抹在脸上，避开眼、唇部，10分钟后用温水洗净。

【美颜链接】本面膜能杀菌消炎，有效祛痘，促进新陈代谢，令皮肤红润有光泽。

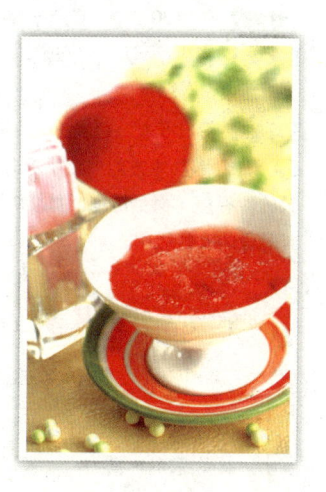

蛋清米醋抗痘面膜

【材料】鸡蛋1个，米醋适量

【做法】
1. 鸡蛋磕破，去壳，取出蛋清。
2. 将蛋清放入米醋中浸泡。
3. 3天后，取出蛋清醋液搅拌均匀即可。

【用法】洗完脸后，将本款面膜敷在面部，避开眼、唇部。约15分钟后，用清水洗净即可。

【美颜链接】醋能改变皮肤的酸碱度，软化皮肤的角质层，还能抑制细菌滋生，使毛孔通畅，减少感染性皮肤病的发生。长期使用可增加皮肤细胞的水分和营养，恢复皮肤的光泽和弹性，此外，还能使肌肤更洁净，防治青春痘。

天门冬茶饮

【材料】茶叶 30 克，天门冬、侧柏叶各 50 克

【做法】将茶叶、天门冬和侧柏叶清洗干净，然后将其研成极细的粉末，装入瓷瓶中保存即可。

【用法】每日 6 次，每次捻一小撮用沸水泡饮。

【美颜链接】本方能够滋阴凉血、养阴润燥、祛疮。可用于改善因血热所致的青春痘、面生斑疮、鼻红肿痛、须发早白和掉发脱发等症，适合各个年龄段的女性服用。

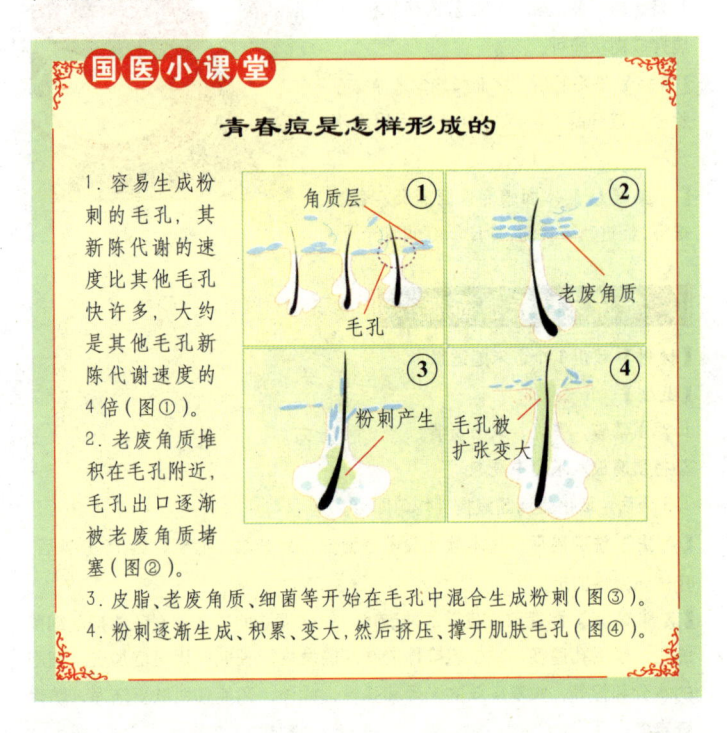

国医小课堂

青春痘是怎样形成的

1. 容易生成粉刺的毛孔，其新陈代谢的速度比其他毛孔快许多，大约是其他毛孔新陈代谢速度的4倍（图①）。

2. 老废角质堆积在毛孔附近，毛孔出口逐渐被老废角质堵塞（图②）。

3. 皮脂、老废角质、细菌等开始在毛孔中混合生成粉刺（图③）。

4. 粉刺逐渐生成、积累、变大，然后挤压、撑开肌肤毛孔（图④）。

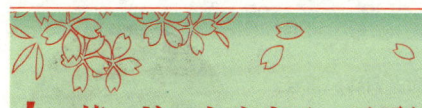

第二节 皮肤暗沉、黝黑的汉方养颜方案

有些女性的皮肤是天生比较黑，有些女性的皮肤则是受外部环境影响变得很暗沉，还有一些疾病也可以导致皮肤不好……但是多方面的实践证明，经过细心的呵护，皮肤是可以恢复白皙、光滑的。

白附子

【性味归经】性大温，味辛、甘，归胃、肝经。

【美颜功效】白附子性热主升为阳明之药，所以能荣于面，常用于美白、祛汗斑、瘢痕疙瘩、粉刺等。女性经常食用，有润肤白面、灭斑除黑等美容功效。

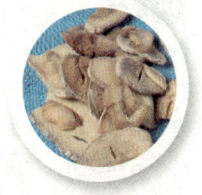

⚠ 注意事项 血虚生风、内热生惊及孕妇禁服；生品内服宜慎。

白术

【性味归经】性温，味苦、甘，归脾、胃经。

【美颜功效】可增白消斑，防止皮肤粗糙等，经常食用可淡化黑斑、痘疤及色素沉淀，美白肌肤。

⚠ 注意事项 阴虚内热、津液亏耗者慎服。

白及

【性味归经】性寒，味苦、甘、涩，归肺、胃、肝经。

【美颜功效】白及可以延缓皮肤衰老。常食能改善女性肌肤，并能防止皱纹产生，可祛斑美白、润滑肌肤。

⚠ 注意事项 肺胃有实火者禁用。

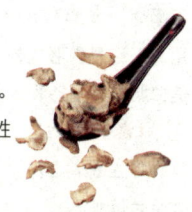

玉竹

【性味归经】性微寒，味甘甜，归肺、胃经。

【美颜功效】玉竹有滋阴润肺、养胃生津的功效，主聪明，调血气，令人强壮。玉竹富含维生素A类和黏液质，可使皮肤柔嫩而滑腻。常服此品可明目乌发、润肤美白。

⚠ 注意事项 脾虚便溏者慎服；痰湿内蕴者禁服。

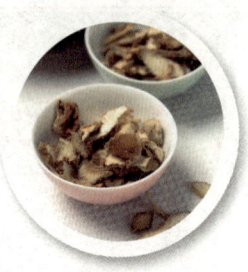

白芷

【性味归经】性温，味辛，归肺、脾、胃经。

【美颜功效】白芷有祛风解表、散寒止痛、除湿通窍、消肿排脓的功效，能长肌肤，润泽颜色，可作面脂。常用此品能改善局部血液循环，消除色素在组织中过度堆积，促进皮肤细胞的新陈代谢，让肌肤白嫩润泽，光滑无瑕。

⚠ 注意事项 阴虚血热者忌服。

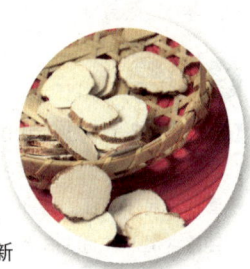

龙胆草

【性味归经】性寒，味甘，归肝、胆、膀胱经。

【美颜功效】龙胆草有清热燥湿、泻肝胆实火的功效，又主面黄无力，为末，和炒芝麻不时干嚼之。龙胆草有舒缓、镇静及滋润肌肤的作用。无论是内服或外用，均可抑制黑色素生成，美白肌肤，是珍贵的美容佳品。

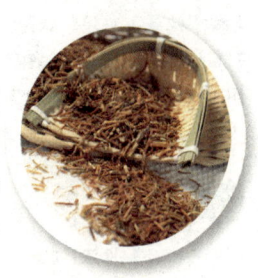

⚠ 注意事项

◎脾胃虚寒者忌用。

◎孕妇慎服。

美人养颜方案

玫瑰黄瓜美白面膜

【材料】鲜玫瑰花瓣 30～50 片，小黄瓜 1 小段，面粉 1 大匙

【做法】

1. 将鲜玫瑰花瓣浸入 1 碗沸水中，约 1 小时即成玫瑰花水。
2. 小黄瓜洗净，放在擦泥板上擦成泥状。
3. 将小黄瓜泥和面粉一起放入面膜碗中，加入适量玫瑰花水搅拌均匀即可。

【用法】洗净脸后，将调好的面膜均匀地涂在脸上，约 10 分钟后洗净。每周可使用 1～2 次。

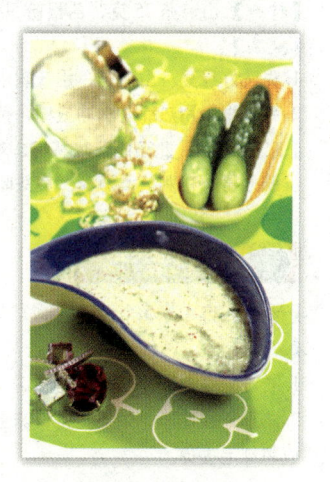

【美颜链接】玫瑰含有丰富的维生素 C，能活血、抑制黑色素生成，促进血液循环和新陈代谢，滋润皮肤，让脸部肌肤细致、嫩白。用玫瑰花泡成茶饮用，可调经补血，改善内分泌失调、腰酸背痛，还能消除疲劳、美白养颜、帮助伤口愈合。

银耳面膜

【材料】银耳、黄芪、白芷、茯苓、玉竹各 5 克，面粉 5 克

【做法】将除面粉外所有的材料一起研成细末，再配面粉 5 克，用水调匀。

【用法】将调好的面膜涂在脸上，30 分钟后用清水洗净。

【美颜链接】本面膜能滋养肌肤。茯苓能祛除面斑，并引导诸药直入肌肤。但皮肤有炎症的女性慎用本品。

葛根绿豆慈菇汤

【材料】山慈菇 25 克,葛根粉 50 克,绿豆 150 克

【做法】

1. 先洗好绿豆、山慈菇,用 3 碗水煲滚,去渣。
2. 将葛根粉用热绿豆水冲成糊,待凉可饮。

【美颜链接】此汤能清热解毒,对于由肠胃湿热、天气暑热等导致的暗疮、皮肤疮毒、粉刺、酒渣鼻(鼻头暗红赤色)等,此汤最适合。

猕猴桃杏汁

【材料】杏 4～5 个,猕猴桃 1 个

【做法】

1. 杏洗干净,去掉杏核备用。
2. 将猕猴桃洗净,如果觉得口味上不能接受,可以将细毛去掉。
3. 将所有材料放入榨汁机中榨取果汁饮用即可。

【美颜链接】此汁能够增强免疫功能,促进消化,同时还能够帮助干燥的皮肤增加活力,更好地吸收猕猴桃本身含有的维生素 C,起到从内到外的美白效果。

胡萝卜橘子奶昔

【材料】胡萝卜 80 克,橘子 1 个,柠檬半个,鲜奶 1 杯

【做法】

1. 将胡萝卜洗干净,去掉外皮,切成小块;橘子去掉外皮,去内膜,切成小块;柠檬也洗净连皮切成小片。
2. 把所有材料倒入榨汁机内搅打 2 分钟即可饮用,也可根据个人口味加入适量冰块。

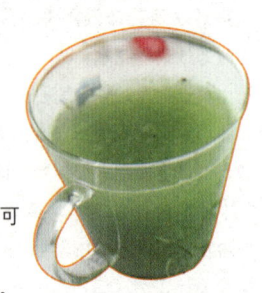

【美颜链接】柑橘类水果含有丰富的维生素 C,对于皮肤容易晒黑的人来说,橘子里的矿物质硒是抗氧化、美肤的关键。

【第三节 色斑的汉方养颜方案】

"左一块斑、右一个点",恼人的斑斑点点让美丽失去了光彩。将美白祛斑的愿望寄托在面膜、药膳上确实是个明智之举。

乌梅

【性味归经】性平,味酸、涩,归肝、脾、肺、大肠经。

【美颜功效】乌梅富含柠檬酸、苹果酸、琥珀酸、糖类、谷固醇等营养成分。经常食用能令人面色红润、肌肤有光泽、延缓衰老,从而达到祛斑美容的效果。

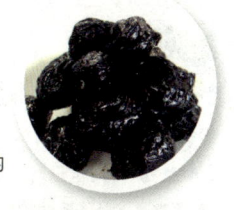

⚠ 注意事项 菌痢、肠炎初期者忌食。

甘草

【性味归经】性平,味甘,归心、肺、脾、胃经。

【美颜功效】甘草的抗氧化能力强,能淡化斑点、缓解眼疲劳、祛除眼部黑色素、润肤护发等。

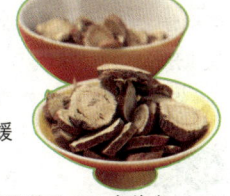

⚠ 注意事项 醛固醇增多症、低血钾、湿盛而胸腹胀满及呕吐者禁食。

白僵蚕

【性味归经】性平,味辛、咸,归肝、肺、胃经。

【美颜功效】白僵蚕中富含蛋白酶、壳质酶、脂酶等水解酶成分,经常食用可美白防晒、祛斑美颜。

⚠ 注意事项 心虚不宁、血虚生风者慎服。

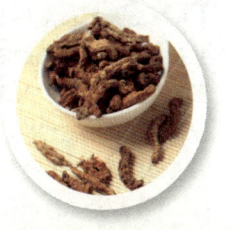

檀香

【性味归经】 性温，味辛，归脾、胃、心、肺经。

【美颜功效】 檀香有行气止痛、散寒调中的功效，能调脾肺，利胸膈，为理气之药。檀香含有平衡精油，对干性湿疹及老化缺水的皮肤特别有益。经常使用可令面部皮肤变得白皙、红润、细腻、弹滑、柔嫩而光亮。坚持使用还能淡化面部斑点。

注意事项 阴虚火旺、实热吐衄者慎用。

苦瓜

【性味归经】 性寒，味苦，归脾、胃、心、肝经。

【美颜功效】 苦瓜有清热解毒、补气益精、止渴消暑、明目等功效，能除邪热、解劳乏、清心明目。苦瓜富含有维生素C和苦瓜蛋白质等成分，经常食用可抑制黑色素生长，起到预防斑点形成的作用。

注意事项 孕妇、脾胃虚寒者忌食。

山慈菇

【性味归经】 性凉，味甘、微辛，归肝、脾经。

【美颜功效】 山慈菇有清热解毒、化痰散结的功效，主治痈肿疮瘘、瘰疬结核等，醋磨敷之，亦除。山慈菇的抗菌消炎效果显著，有抗癌的作用，对脓性、囊肿性青春痘有很好的疗效。经常使用可以祛暗疮、祛斑。

注意事项 正虚体弱者慎用。

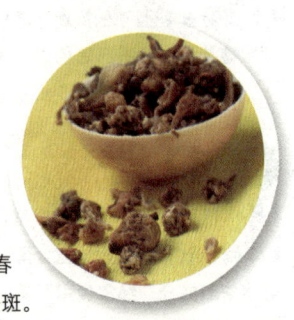

美人养颜方案

苦瓜祛斑面膜

【材料】苦瓜半根，鸡蛋1个，蜂蜜1大匙

【做法】

1. 将苦瓜洗净，去籽。
2. 将苦瓜放入榨汁机中榨汁，鸡蛋取蛋清。
3. 在苦瓜汁中加入蛋清、蜂蜜混合均匀。

【用法】洗净脸后，将面膜纸放入调配好的面膜中，充分浸透后，敷在脸上，约15分钟后取下，洗净脸。每周可敷1~2次。

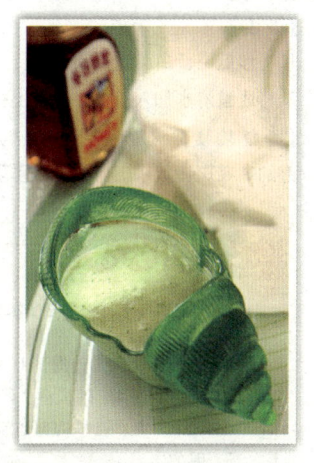

【美颜链接】苦瓜能使肌肤嫩白、柔软，长期使用还有祛斑、除皱的作用；蛋清能收缩毛孔，紧致肌肤；苦瓜、蛋清与蜂蜜合用，能为肌肤补充水分，淡化色斑和皱纹，令肌肤净白、细致。

美丽叮咛 用蛋清敷脸时，不要有太大的表情变化，否则容易导致细纹的产生。由于鸡蛋腥味较重，建议使用新鲜鸡蛋。

褪斑汤

【材料】生地黄、熟地黄、当归各12克，柴胡、香附、茯苓、川芎、白僵蚕、白术、白芷各9克，白藓皮15克，白附子、甘草各6克

【做法】将所有材料一起用水煎服。

【用法】每日1剂。若制成丸，每次6克，每日3次。

【美颜链接】具有活血、清热、治疗黄褐斑的功效。

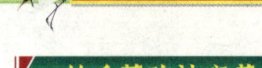

丝瓜菊玫祛斑茶

【材料】丝瓜络、白菊花各10克,玫瑰花5克,红枣5颗

【做法】
1. 将丝瓜络、白菊花、玫瑰花、红枣一同放入茶杯中。
2. 将适量沸水加入茶杯中,盖上杯子焖,稍等片刻即可饮用。

【美颜链接】这道美容茶最好与丝瓜面膜一起用,内服加外敷,能淡化面部的蝴蝶斑、黄褐斑,令肌肤重现嫩白光彩。

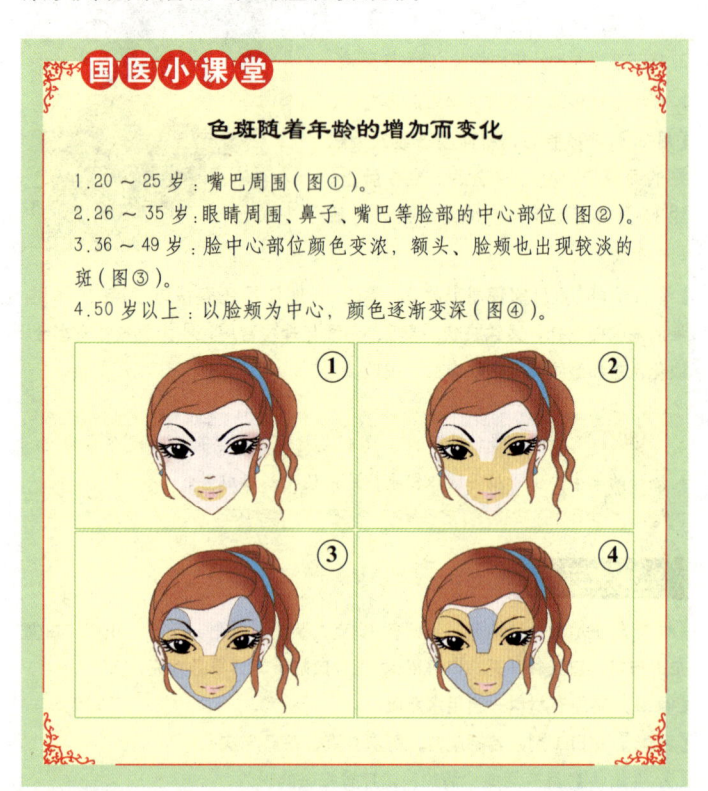

国医小课堂

色斑随着年龄的增加而变化

1. 20~25岁:嘴巴周围(图①)。
2. 26~35岁:眼睛周围、鼻子、嘴巴等脸部的中心部位(图②)。
3. 36~49岁:脸中心部位颜色变浓,额头、脸颊也出现较淡的斑(图③)。
4. 50岁以上:以脸颊为中心,颜色逐渐变深(图④)。

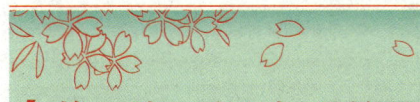

【第四节　毛孔粗大的汉方养颜方案】

随着年龄的增长，皮肤的血液循环会逐渐减慢，皮下脂肪层也会变得松弛而没有弹性，皮肤会加速老化，毛孔也会自然扩大。女性应长期坚持敷面膜，并以饮食进行内在调理，还肌肤以紧实细腻。

芦荟

【性味归经】性寒，味苦涩，归肝、胃、大肠经。

【美颜功效】芦荟富含芦荟多糖、芦荟大黄素等营养成分，具有紧致毛孔、美白、保湿、防晒的美容功效。

⚠ 注意事项 孕妇、慢性腹泻患者忌服；脾胃虚寒及食欲不振者慎用。

核桃仁

【性味归经】性温，味甘、涩，归肾、肺经。

【美颜功效】常食此品可温经活血，滋润肌肤，令人强壮健美，肌肤润滑，须发黑而有光泽。

⚠ 注意事项 痰火积热、阴虚火旺者忌服。

莲花

【性味归经】性平，味甘、苦，归心、肝经。

【美颜功效】富含膳食纤维和维生素C，常服能健脾止泻、化湿消暑，并能收缩毛孔，让暗淡的皮肤恢复光泽，除斑美容。

⚠ 注意事项 不宜多食。

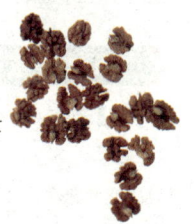

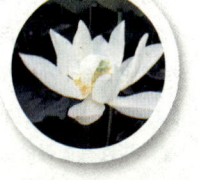

美人养颜方案

香蕉牛油果紧致面膜

【材料】熟牛油果1个,香蕉半根

【做法】

1. 牛油果去皮,去核;香蕉去皮。
2. 牛油果和香蕉一同放入碗中捣成糊状,再加入适量清水拌匀。

【用法】洗净脸后,将面膜均匀地敷在脸上,避开眼睛及唇部,约15分钟后用温水洗净。

【美颜链接】此面膜含有丰富的可抑制皮肤老化的活性氧和维生素A、维生素C、维生素E、维生素B_1和维生素B_2,能使肌肤恢复到光滑、柔嫩的最佳状态。

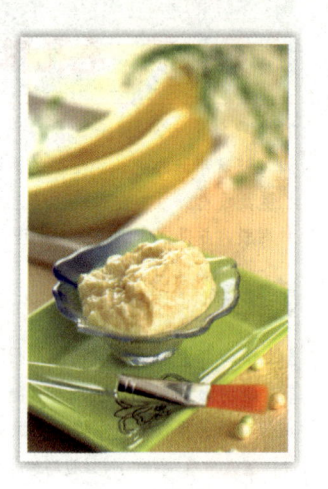

西红柿橙子面膜

【材料】西红柿半个,橙子半个

【做法】

1. 西红柿洗净,去蒂,切成两半。
2. 橙子洗净,去籽,切成两半。
3. 将西红柿、橙子各取一半放进榨汁机中,榨取汁液。
4. 用无菌滤布将残渣过滤掉,留取汁液待用。

【用法】洁面后,用干净的脱脂棉将汁液涂抹在脸部。约25分钟后,用清水彻底清洗干净。

【美颜链接】西红柿和橙子中均含有丰富的维生素C,能够减少黑色素沉着,并且有很强的去污能力,能够使脸部毛孔清洁、通畅,从而收缩毛孔。

牛奶枸杞面膜

【材料】枸杞子 3 大匙，牛奶半杯

【做法】
1. 将枸杞子浸入水中泡约 30 分钟，捣烂，取枸杞子汁，备用。
2. 将枸杞子汁和牛奶在面膜碗里搅拌均匀即可。

【用法】彻底清洁脸部后，将面膜纸放入调好的面膜中完全浸透，然后敷在脸上，20 分钟后用温水洗净即可。

【美颜链接】枸杞子含有多种营养成分，如 β-胡萝卜素及各种维生素等，长期坚持使用可以提高肌肤吸收营养的能力。另外，还能起到美白的效果。如能配合食疗，则更是事半功倍。

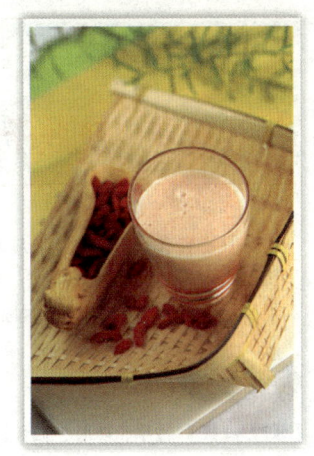

红颜酒

【材料】核桃仁、红枣各 120 克，蜂蜜 100 克，酥油 70 克，杏仁 30 克

【做法】将核桃仁捣碎；红枣去核捣碎；杏仁沸水泡去皮尖，晒干，捣碎；将蜂蜜、酥油溶入酒内，再将红枣、核桃仁、杏仁浸入酒内泡渍，7 日后取出。

【用法】每日 2 次，每次服 30 毫升。

【美颜链接】核桃仁具有补肾固精、通经脉、润血脉、黑须发，常服有细腻光润皮肤的功效；酥油补五脏、益气血、止渴、润燥；杏仁润肺消痰、补脾和胃、益气生津、养血补肝；蜂蜜补中润燥。

　　枣在铁锅里炒黑后泡水喝，可以治疗胃寒、胃痛，再放入桂圆，就有补血、补气的功效，特别适合教师等使用嗓子频率较高的人。红枣桂圆茶美容效果不错，常喝的女性皮肤会变得白皙。红枣、桂圆，再加上红糖煮茶，女性经常喝，补血的效果更好。

第五节 肌肤干燥的汉方养颜方案

你可能会发现自己的皮肤越来越干燥,这是因为皮肤保存水分的能力下降了,皮脂分泌也随之减少,使皮肤中的水分不断流失。采用补水面膜和滋阴补肾的饮食就可以从根本上改变肌肤干燥的现象。

玉米须

【性味归经】性平,味甘,归膀胱、肝、胆经。
【美颜功效】玉米须含有大量硝酸钾、维生素K、谷固醇、豆固醇和一种挥发性生物碱,可延缓衰老、使肌肤水润。
⚠ 注意事项 煮食去苞须;不作药用时勿服。

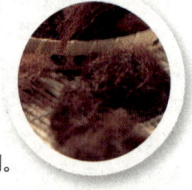

菟丝子

【性味归经】性温,味甘,归肝、肾经。
【美颜功效】含有天然激素成分,可起到美白保湿、养颜、丰胸的作用。
⚠ 注意事项 阳虚火旺、大便燥结者忌用。

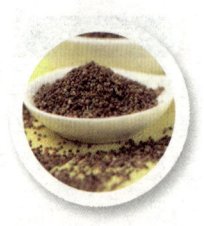

丝瓜

【性味归经】性平,味甘,归肺、肝经。
【美颜功效】丝瓜富含蛋白质、糖类、维生素、矿物质及皂苷、木聚糖等物质,有调理滋润肌肤,降火清热、清凉缓解肌肤之功效,是天然的美容剂。
⚠ 注意事项 有活血凉血、通络消炎、除风化痰、消肿解毒、祛痘润肤等功效。主治痰喘咳嗽、肠风崩漏、疝痔痈疽、乳汁不下等症。

美人养颜方案

白芷绿豆粉保湿面膜

【材料】绿豆粉3小匙,白芷粉2小匙,蜂蜜、牛奶各适量

【做法】
1. 将绿豆粉与白芷粉放入碗中搅匀。
2. 加入牛奶、蜂蜜后搅拌均匀即可。

【用法】洗净脸后,将调好的面膜均匀地敷在脸上,避开眼睛及唇部肌肤,约15分钟后,用清水洗净即可。

【美颜链接】绿豆粉、白芷具有很好的清热、消炎、抗菌功效;蜂蜜既能滋润肌肤,又具有清洁作用。

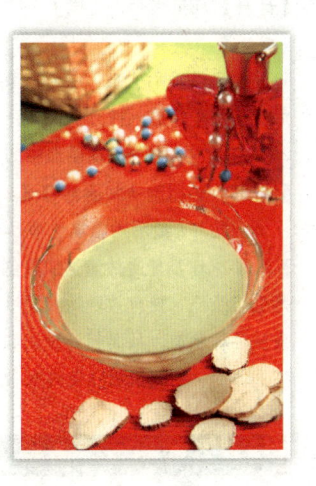

滋养锁水凝胶面膜

【材料】阿胶15克,白及10克,玉米粉2大匙

【做法】
1. 白及加水250毫升煎煮至150毫升,过滤取汁。
2. 加入捣碎的阿胶,搅拌使之溶解。
3. 加入玉米粉调成糊状。

【用法】避开眼部、唇部涂敷,干燥后立即洗净。

【美颜链接】此款面膜有锁水保湿的功效。

> 【美丽叮咛】阿胶捣得越碎,越容易溶解。需要注意的是,不要把加了阿胶的药汁置于火上煎煮,否则很容易烧焦粘底。

西瓜清凉洁肤水

【材料】西瓜半个,苹果1个

【做法】

1. 将西瓜洗净后去皮、去籽;苹果洗净后去核,一起放入榨汁机中榨汁。
2. 去渣取水,置于玻璃器皿中即可。

【用法】先用温水将脸部打湿;用洁肤水清洗脸部;最后用温水洗净。

【美颜链接】能有效清洁肌肤细胞中的污垢与杂质,更有效地滋润肌肤,缓解皮肤油腻状态,从而起到预防和治疗痤疮的作用,更能使肌肤变得水嫩。另外还兼有祛疤、祛斑、美白的功效。

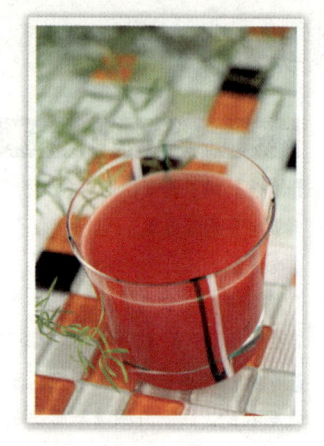

芦荟酸奶清凉面膜

【材料】芦荟1段,酸奶3小匙,蜂蜜2小匙

【做法】将芦荟洗净,去皮,捣烂;将蜂蜜、酸奶加入芦荟泥中,搅匀即可。

【用法】洗净脸后,将调好的面膜均匀地敷在脸上,避开眼、唇部肌肤,10~15分钟后,用清水洗净即可。每周可使用1~2次。

【美颜链接】本品可为肌肤补充营养与水分,预防皱纹的产生。

菟丝子粥

【材料】菟丝子60克,粳米100克

【调料】白糖适量

【做法】

1. 将菟丝子研碎,放入砂锅内,加入300毫升水,用小火煎至200毫升。
2. 去渣留汁,加入粳米后另加300毫升水及适量白糖,用小火煮成粥,即成。

【美颜链接】本品可防止肌肤干燥,具有补肾、养肝明目的功效。

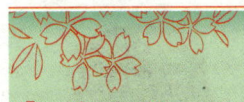

第六节 皮肤过敏的汉方养颜方案

　　肌肤过敏会出现发红、发痒、红疹等症状，如果长期过敏，遇冷和热脸发红、激动脸发红、喝酒脸也发红。皮肤过敏令女性困扰，在本节介绍的美颜方案中可以找到摆脱困扰的方法。

蒲公英

【性味归经】性寒，味甘、微苦，归肝、胃经。

【美颜功效】蒲公英含蒲公英甾醇、胆碱、菊糖和果胶等，经常食用可治疗面部痤疮、雀斑等症。

!【注意事项】阳虚外寒、脾胃虚弱者忌用。

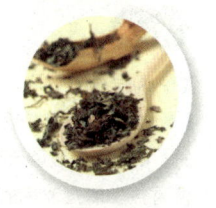

鱼腥草

【性味归经】性微寒，味辛，归肺经。

【美颜功效】经常食用鱼腥草能杀菌消炎，最适合暗疮、虚胖和皮肤松弛的人食用。

!【注意事项】体质虚寒、疔疮肿疡、无红肿热痛者忌用。

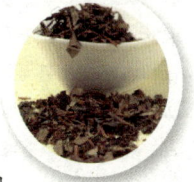

大豆黄卷

【性味归经】性平，味甘，归脾、胃经。

【美颜功效】大豆黄卷为豆科植物大豆的种子发芽后晒干而成，富含蛋白质、脂肪、糖类、B族维生素等营养成分，常熟食能使皮肤白嫩柔细。

!【注意事项】无湿热者忌用。

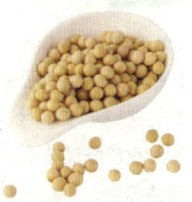

黄连

【性味归经】性寒，味苦，归心、脾、胃、肝、胆、大肠经。

【美颜功效】黄连的根有清热燥湿、泻火解毒的功效，对青春痘较多的皮肤有消炎、消肿的美容功效。脸上起青春痘的女性可以用开水冲泡黄连，分次饮用即可。

注意事项 脾胃虚寒者、阴虚津伤者慎用。

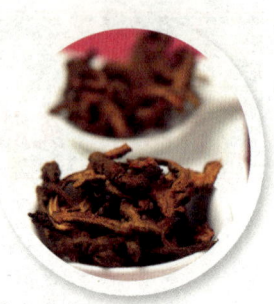

莴笋

【性味归经】性冷，味苦，归肠、胃经。

【美颜功效】莴笋含有丰富的维生素E及钙、磷、铁等微量元素，有利五脏、通经脉、清胃热、清热利尿的功效。经常食用可以减缓衰老、防止皮肤色素沉着，尤其会令面部皮肤润滑健康。莴笋含有少量的碘元素，它对人的基础代谢、心智和体格发育甚至情绪调节都有重大影响，经常食用有助于消除紧张，帮助睡眠，让人在睡眠中保养皮肤。

注意事项 夜盲症患者不宜多食。

绿豆

【性味归经】性寒，味甘，归心、胃经。

【美颜功效】绿豆富含蛋白质、脂肪、糖类、钙、磷、铁、胡萝卜素、B族维生素等成分，对治疗皮肤过敏效果显著。久食有美白肌肤、美体养颜之功效。

注意事项 脾胃虚寒、阳虚体质和正在吃中药者不宜服。

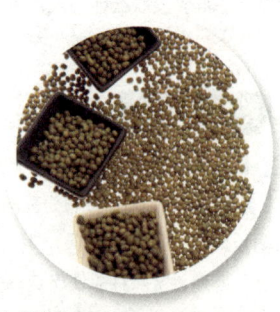

美人养颜方案

柠檬奶蜜修复面膜

【材料】柠檬汁2大匙,酸奶2大匙,蜂蜜2大匙,维生素E胶囊1粒

【做法】

1. 将柠檬汁、酸奶、蜂蜜放入容器中搅拌成糊状。
2. 用剪刀将维生素E胶囊剪开,把油液倒入已搅拌好的混合糊中,充分搅拌均匀即可。

【用法】洁面后,把本款面膜均匀涂在脸上,静置15~20分钟后,用清水洗净即可。

【美颜链接】维生素E胶囊有极好的滋润功效,改善皮肤过敏造成的不适。在干燥的冬季,你还可以制作一款简单的维生素E唇膏:将2粒维生素E胶囊与1小匙蜂蜜调配成黄色透明糊状,在每晚睡前用棉签取一点轻轻涂抹在唇上,润唇效果极佳。

牛奶芝麻营养美白面膜

【材料】牛奶半杯,芝麻2大匙

【做法】

1. 将芝麻放进研钵里磨至粉状,放入容器中。
2. 将牛奶倒入芝麻粉中,充分搅拌至糊状。

【用法】洁面后,将本款面膜敷于脸上,避开眼、唇部。静置10~15分钟,用温水冲洗干净即可。

【美颜链接】芝麻富含的维生素E可以滋润皮肤,延缓细胞氧化衰老,消除色素沉着,增强皮肤的抵抗能力,有效缓解过敏的症状。牛奶可以补充肌肤水分及再生所需的养分。

圆白菜黄瓜镇定面膜

【材料】圆白菜叶1片,小黄瓜1根

【做法】

1. 将圆白菜叶洗净,用熨斗将湿润的圆白菜叶烫一下。
2. 小黄瓜榨成汁,备用。

【用法】晚上睡觉前,洗净脸后,先在脸部涂上小黄瓜汁,再将软化的圆白菜叶敷在脸上,20分钟之后取下,将脸洗净。

【美颜链接】这款面膜有镇定安神、舒缓肌肉、镇定肌肤、消除疲劳、帮助睡眠的功效。圆白菜与小黄瓜汁液清凉降火,可修补受伤的表皮组织。

> **美丽叮咛** 腐烂的圆白菜叶中含有大量细菌,会损害肌肤,所以一定要选择新鲜的圆白菜叶。

糯米桂圆粥

【材料】桂圆肉100克,糯米240克

【调料】红糖适量

【做法】

1. 糯米淘洗干净,加适量清水浸泡2小时,直接以大火煮沸,滚后转小火慢煮约20分钟,至米粒呈半花糜状。
2. 将桂圆肉剥散,加入粥中煮5分钟,加红糖调匀即成。

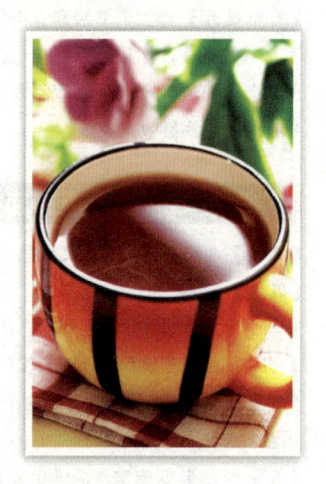

【美颜链接】桂圆含丰富的葡萄糖、蔗糖及蛋白质等营养成分,含铁量也较高,可在提高热能、补充营养的同时,促进血红蛋白再生以补血。桂圆肉除对全身有补益作用外,还可消除疲劳。糯米具有抗过敏的作用。

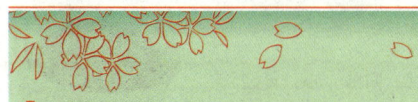

【第七节　黑眼圈的汉方养颜方案】

出现黑眼圈和眼袋，会让美丽大打折扣。有此困扰的女性朋友可尝试一下本节为你推荐的草本靓眼方，定会让你收到意想不到的效果。

枸杞子

【性味归经】性平，味甘，归肝、肾经。

【美颜功效】枸杞子含有甜菜碱、氨基酸、多糖、粗脂肪、粗蛋白等营养成分，久服有益血明目、除黑眼圈、防皱养颜之功效。

⚠ 注意事项
◎ 外感实热、脾虚泄泻者忌用，如用，须先治其脾胃，俟泄泻已止，乃可用之。
◎ 不宜和过多荼性温热补品如桂圆、红参、红枣等同食。

菊花

【性味归经】性甘，味寒，归肺、肝经。

【美颜功效】菊花含菊苷、腺嘌呤、氨基酸、水苏碱、胆碱、黄酮类，有明目养眼、轻身延年的功效。

⚠ 注意事项　表邪未解、内有实热、咳嗽初起、麻疹初期者均忌用。

桑叶

【性味归经】性寒，味甘、苦，归肺、肝经。

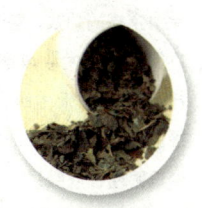

【美颜功效】桑叶含丰富的生丝蛋白、丝氨蛋白及多种氨基酸，可以活化肌肤增加肌肤弹性，祛除黑眼圈。

⚠ 注意事项　外感实热、脾虚泄泻者忌用。

五味子

【性味归经】性温，味酸、甘，归肺、心、肾经。

【美颜功效】五味子含糖类、脂肪油、挥发油、苹果酸、柠檬酸、酒石酸、维生素C等成分，有益气生津、补肾宁心的功效。久服此品可养心安神、抗压解郁、帮助入睡、淡化黑眼圈。

⚠ 注意事项 表邪未解、内有实热、咳嗽初起、麻疹初期者均忌用。

槐子

【性味归经】性寒，味苦，归肝、大肠经。

【美颜功效】槐子含多种黄酮类和异黄酮类化合物，有疏散风热、清肝明目、凉血止血的功效，经常食用可养肝明目、祛除黑色素。

⚠ 注意事项 脾胃虚寒、食少便溏及孕妇慎服。

羌活

【性味归经】性温，味辛、苦，归膀胱、肾经。

【美颜功效】羌活有散寒解表、祛风除湿、除痹止痛的功效，能通利肢体，通畅血脉，攻彻邪气，发散风寒风湿，故疮症以之能托毒排脓，发溃生肌。常服此品可帮助入睡，缓解睡眠不足，从而起到延缓衰老、养颜祛皱、除黑眼圈、收眼袋的作用。

⚠ 注意事项 阴虚血亏、气虚多汗者慎服。

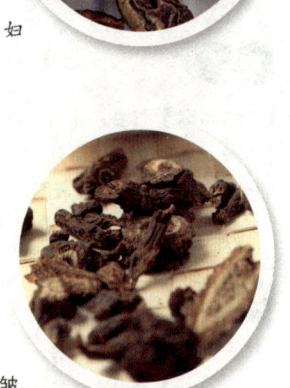

美人养颜方案

丝瓜醋蛋滋养眼膜

【材料】丝瓜半根,鸡蛋1个

【做法】

1. 将丝瓜洗净,去皮、去籽,捣成泥状,备用。
2. 鸡蛋敲破,滤取蛋黄,备用。
3. 在碗中倒入丝瓜泥,加入蛋黄,搅拌均匀即可。

【用法】洗净脸后,用面膜刷将面膜均匀地涂抹在脸上,避开眼、唇部肌肤,15分钟后用温水洗净。

【美颜链接】鸡蛋是美肤圣品,蛋黄和蛋清各有妙用。蛋黄的滋润性更佳,因此适合中、干性肌肤使用;而蛋清具有很好的清洁性、收敛性,更适合油性及混合性肌肤人群使用。因此,油性及混合性肌肤的人可用蛋清代替蛋黄来制作这款眼膜。

桑叶黄瓜抗皱眼膜

【材料】黄瓜汁、夏枯草各10克,桑叶30克

【做法】

1. 将夏枯草、桑叶放入500克水中浸泡,半小时后,用小火将药液熬至300克左右。
2. 用无菌滤布将药渣过滤掉,留取药液。
3. 等药液冷却后,将黄瓜汁加入药液,充分搅拌均匀。

【用法】将干净的专用眼膜纸放在药液中浸泡,敷在眼睛周围的皮肤上,约15分钟后,用清水洗净即可。

【美颜链接】桑叶含有维生素B_2、胡萝卜素、氨基酸等营养成分,能滋养肌肤,预防眼部细纹的产生。与夏枯草和黄瓜搭配使用,可起到淡化黑眼圈的功效。

芝麻桂圆膏

【材料】黑芝麻3大匙,桂圆干半杯,桑葚3大匙,玉竹30克

【调料】蜂蜜适量

【做法】

1. 玉竹放入水中浸泡1小时。
2. 桑葚用水冲洗干净。
3. 将黑芝麻、桂圆干、桑葚、玉竹一同放入锅中煎煮3次,等药液混合浓缩成膏时,再加入适量蜂蜜,稍煮即可,每次用开水冲服1~2大匙。

【美颜链接】芝麻富含对眼球和眼肌具有滋养作用的维生素E,从而能缓解黑眼圈的形成。这道美容餐具有补血养颜的功效,能通过调理气血来改善肤质,使粗糙的肌肤变得细腻、嫩滑,还能改善暗沉的肤色。

胡萝卜美肤醋饮

【材料】胡萝卜5根,苹果1个,苹果醋1匙,姜适量

【做法】

1. 将胡萝卜、苹果、姜洗净切块,放入榨汁机内打成汁。
2. 加入苹果醋即可饮用。

【美颜链接】祛除雀斑,细嫩肌肤,还有助于预防感冒。它不仅是美肤饮品,更是一道活力的健康饮品,一举两得。除了维生素E能对眼球和眼肌有滋养作用,维生素A也有此功效。胡萝卜就是增加维生素A摄入量的不二选择,它能维持上皮组织正常功能,改善黑眼圈。此外,胡萝卜中所含的维生素A还有助于改善视力,尤其是让人能在黑暗中看得更清楚。

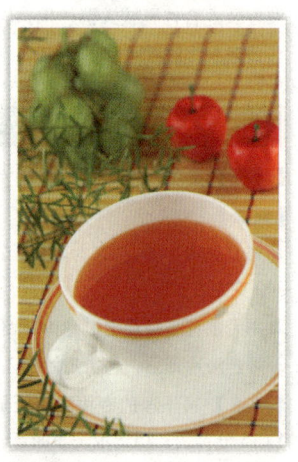

抗衰老的汉方养颜方案

第三章

随着时间的流逝,皮肤会由年轻时的白皙、紧致、细滑变得暗沉、粗糙,甚至出现皱纹,衰老会直接"写"在皮肤上。用汉方养颜,可以从内到外调理气血、滋养皮肤,让皮肤恢复白皙水嫩,延缓衰老,让你的美丽更加持久。

第一节 平复皱纹的汉方养颜方案

平复皱纹需要各个方面的配合，如睡眠要充足、饮食要均衡等。一旦工作很忙，睡眠时间不够，只能从别的方面做些补偿。可通过饮食习惯来辅助改善和保养自己的肌肤，如从不吃油炸或刺激性食物等。那么，什么样的食材或药材对平复皱纹有作用呢？以下内容可作为参考。

肉苁蓉

【性味归经】性温，味甘、咸，归肾、大肠经。

【美颜功效】久服则肥健而轻身，有益肾肝补精血之功效。肉苁蓉有抑制皮肤色素沉着、平复皱纹、美白的功效。

注意事项 若津亏气滞、大便秘涩者，可与麻仁、沉香相合。

金樱子

【性味归经】性平，味酸、甘、涩，归肾、膀胱、大肠经。

【美颜功效】金樱子富含维生素C、苹果酸、柠檬酸、鞣酸、皂苷、糖类、树脂等成分，有除皱润肤的作用。

注意事项 五心烦热、口干、舌红苔黄、气秽者忌用。

瓜蒌

【性味归经】性寒，味甘、微苦，归肺、胃、大肠经。

【美颜功效】有抗菌、增强人体免疫功能、健胃润肺、滋补美容等多种功效，经常食用可瘦身展皱、祛斑美白。

注意事项 不宜与乌头类药材同用。

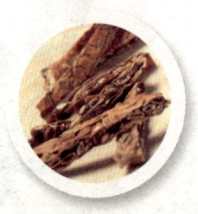

美人养颜方案

抗皱粉蜜面膜

【材料】杏仁粉9克,白芷粉3克,冰片粉少许,面粉1大匙,蜂蜜适量

【做法】

1. 将杏仁粉、白芷粉、冰片粉过筛,筛取细粉。
2. 将筛取的细粉与面粉调匀,保存在密封罐中。
3. 使用前,先将蜂蜜加少许温水调至黏稠状,然后再取出罐中细粉与蜂蜜水调匀。

【用法】洁面后,将本款面膜涂于脸上,避开眼、唇部;10~15分钟后,用温水彻底洗净即可。

【美颜链接】白芷、杏仁都有清火解毒的功效,用二者制成面膜敷面部,可促进细胞再生,让肌肤恢复白皙嫩滑。

燕麦紧致面膜

【材料】燕麦粉2大匙

【做法】

1. 将燕麦粉加入纯净水中,放入锅中煮5分钟。
2. 稍微放置几分钟,待温度适宜时再用。

【用法】洁面后,将本款面膜均匀抹在脸上,避开眼、唇部。约15分钟后,用温水洗净即可。

【美颜链接】燕麦含有丰富的维生素与蛋白质,能够滋润皲裂与干燥的皮肤。

> 美丽叮咛 干性皮肤的人平常要多喝水,借水分将体内的废物排出体外,还要多摄取新鲜的蔬菜和水果。

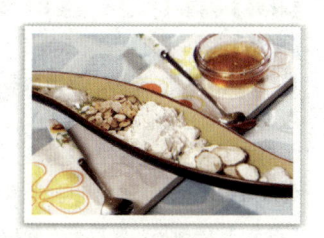

蛋黄营养紧肤面膜

【材料】鸡蛋1个，维生素E胶囊1粒

【做法】

1. 将鸡蛋磕破，去壳，取出蛋黄，并将蛋黄打汁液状。
2. 用剪刀将维生素E胶囊剪开，把油液倒入蛋黄汁液中，搅拌均匀。

【用法】洁面后，取适量面膜均匀地涂在脸上，避开眼、唇部。约20分钟后，用温水洗净即可。

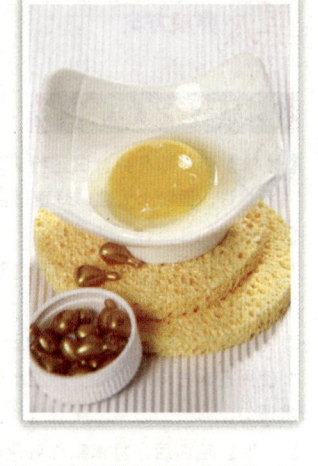

【美颜链接】本款面膜适用于面部肌肤缺水、干燥、有皱纹的情形，油性肌肤的人可以将剩下的蛋清与适量甘油混合使用，不但能保持肌肤的平整，还能有效滋润肌肤，使肌肤充满光泽。

国医小课堂

导致肌肤起皱的因素

◎内在因素。随着年龄的增长、激素分泌减少等自然生理老化现象的出现，皮肤表皮的屏障功能逐渐下降，真皮层的胶原蛋白减少，弹力蛋白功能变差，皮下组织的皮脂肪也会减少，使得皮肤失去弹性、缺乏水分与油脂，进而导致皮肤干燥、无光泽，最终致使皮肤松弛与皱纹产生。

◎外在因素。导致皮肤起皱的外在因素主要包括生活方式与环境等。其中，阳光中的紫外线所造成的"光老化现象"是导致皮肤提早老化的主要原因。紫外线会导致肌肤中的胶原蛋白与弹力蛋白变性，使肌肤失去弹性，导致皱纹出现。

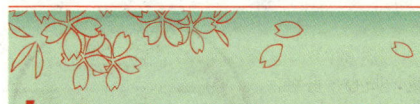

第二节 紧致肌肤的汉方养颜方案

许多女性朋友因为工作的关系,经常要化妆,不过许多人可能抽不出大把时间用在紧肤护肤上,专家推荐了几种特效紧肤本草,以助于快速紧肤。

牛奶

【性味归经】性平,味甘,归心、肺、胃经。

【美颜功效】牛奶富含酪蛋白、白蛋白、糖类及多种矿物质,经常饮用可以使皮肤白皙、紧致有光泽。

【注意事项】缺铁性贫血、消化道溃疡病、乳糖酸缺乏症、脾胃虚寒、腹胀便溏者忌食。

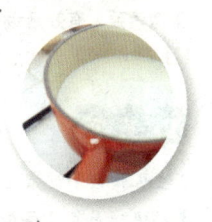

冬瓜

【性味归经】性微寒,味甘淡,归肺、大小肠、膀胱经。

【美颜功效】冬瓜含有丰富的维生素C,对肌肤的胶原蛋白和弹力纤维都能起到良好的滋润作用,可令肌肤紧致、嫩滑。

【注意事项】久病与阳虚肢冷者忌食;脾胃气虚、腹泻便溏、胃寒疼痛、肾虚者不宜多服。

银耳

【性味归经】性平,味甘,归肺、胃、肾经。

【美颜功效】银耳有滋阴作用,富有天然特性胶质和膳食纤维,长期服用可以润肤祛斑、减肥瘦身。

【注意事项】外感风寒、出血症、糖尿病患者慎用。

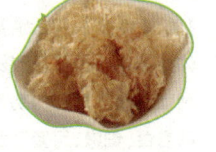

珍珠

【性味归经】性寒，味甘、咸，归心、肝经。

【美颜功效】珍珠涂面，令人润泽好颜色；涂手足，去皮肤逆胪，令光泽洁白。珍珠含有28种微量元素和20多种氨基酸，有安神定惊、清热解毒、滋阴明目、润泽肌肤的功效。能改善肌肤营养及循环，调节机体内分泌及皮肤酸碱度，从而祛斑美白，令皮肤柔嫩紧致，有效延缓衰老。

⚠ 注意事项 无实热者慎用。

山茱萸

【性味归经】性微温，味酸、涩，归肝、肾经。

【美颜功效】山茱萸富含马钱苷、山茱萸苷、熊果酸、齐墩果酸、多糖、维生素C、多种氨基酸及多种微量元素，有补益肝肾的功效，可抑菌、抗病毒，还有紧致肌肤和抗衰老等美容功效。

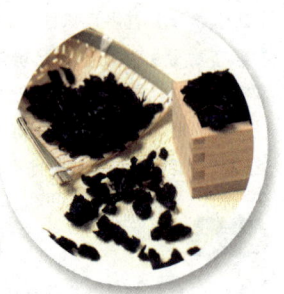

⚠ 注意事项 命门火炽、素有湿热、小便不利者忌服。

鸡蛋清

【性味归经】性凉，味甘，归肺、肝经。

【美颜功效】鸡蛋清富含优质蛋白质和人体必需的8种氨基酸及少量醋酸，有润肺利咽、清热解毒的功效，经常食用可使皮肤变白、细嫩，可紧致肌肤，还可延缓衰老。

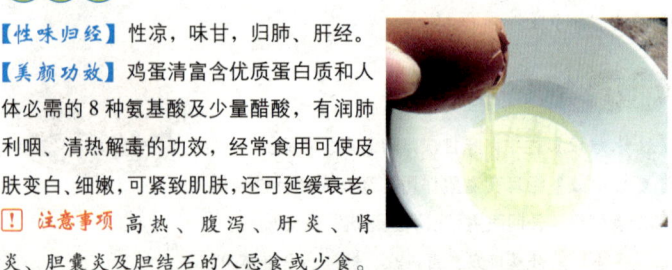

⚠ 注意事项 高热、腹泻、肝炎、肾炎、胆囊炎及胆结石的人忌食或少食。

美人养颜方案

奶酪蛋清紧致面膜

【材料】奶酪1大匙，鸡蛋1个

【做法】

1. 磕破鸡蛋，滤取蛋清，盛入面膜碗中。
2. 将奶酪捣碎，加入蛋清中，一起搅拌均匀。

【用法】洗净脸后，将调好的面膜均匀地敷在脸上，避开眼、唇部，10～15分钟后，用清水洗净即可。每周可使用1～2次。

【美颜链接】这款面膜具有很好的润肤、收敛功效，能为肌肤补充营养与水分，还能延缓肌肤衰老，紧实肌肤，防止皱纹产生。

【美丽叮咛】面膜如有剩余，可将多余部分放在冰箱中冷藏，可保存1周。

啤酒收缩面膜

【材料】啤酒1瓶，盐1小匙

【做法】

1. 将小容器清洗干净，倒入冰镇的啤酒，再加入盐，搅拌均匀。
2. 将啤酒倒在化妆棉上，直到化妆棉湿透为止。

【用法】洁面后，用化妆棉蘸调好的面膜敷在额头、鼻、面颊及下巴等处，避开眼、唇部，约20分钟后，用冷水清洗干净。

【美颜链接】这款面膜可以促进血液循环，滋养肌肤，促进新陈代谢。啤酒对缩小毛孔也很有效。

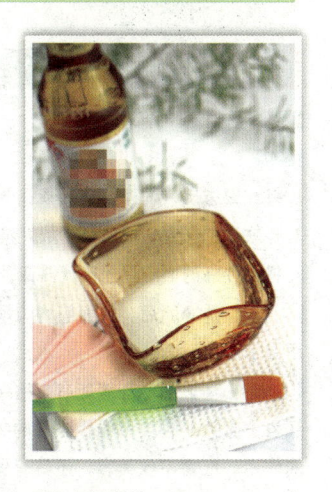

西红柿醪糟收敛面膜

【材料】西红柿 1 个,醪糟 0.5 大匙

【做法】

1. 西红柿去蒂后,用水洗净,压成泥。
2. 在西红柿泥中加入醪糟拌匀。

【用法】洗净脸后,取适量面膜均匀地敷于脸部,避开眼、唇部,休息 15～20 分钟,再用手指将微干的面膜搓掉,用清水洗净即可。每周可使用 1～2 次。

【美颜链接】这款面膜有美白、滋润肌肤的功效,能有效收缩毛孔,令肌肤紧致、嫩白。醪糟是很好的收敛清洁剂,西红柿具有美白、抗老化的作用,可预防肌肤粗糙,并能有效收缩脸部毛孔。

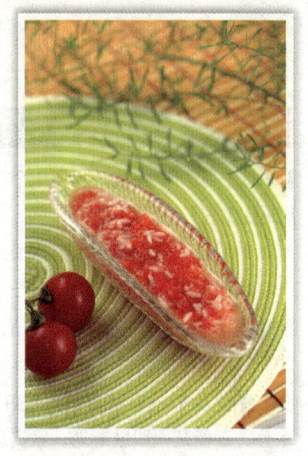

红薯酸奶紧致面膜

【材料】红薯 1 个,酸奶 1 杯

【做法】

1. 将红薯去皮,洗净,放入蒸锅蒸 30 分钟,直至软烂。
2. 将软烂的红薯切成小块后放入搅拌机中,再倒入酸奶,搅拌均匀。
3. 将搅拌好的面膜倒入玻璃器皿,冷却后即可使用。

【用法】洗净脸后,将面膜均匀地涂抹于脸部,避开眼、唇部,15 分钟后用温水洗净。

【美颜链接】本款面膜能有效祛除青春痘,收缩毛孔,使肌肤光滑、柔嫩。红薯中含有一种类似雌性激素的物质,对保护人体肌肤、延缓衰老有一定的作用。红薯不仅美容,还具有保健的功效。红薯含有大量膳食纤维,能刺激肠道、增强胃肠蠕动、通便排毒,尤其对便秘有较好的疗效。

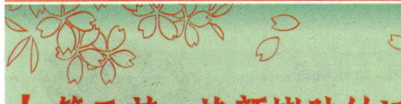

第三节　焕颜嫩肤的汉方养颜方案

你有没有想过让皮肤更好呢？桃花、蜂蜜等汉方中的养颜佳品，能彻底改变肌肤的状态，让你在家中安全、温和地焕颜嫩肤。

桃花

【性味归经】性平，味苦，归心、肝、大肠经。

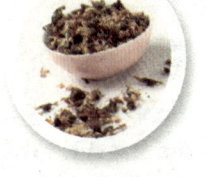

【美颜功效】桃花中含有多种维生素和微量元素，这些物质能疏通经络，扩张末梢毛细血管，改善血液循环，有效地清除体表中的黄褐斑、雀斑、黑斑等。

⚠ 注意事项　孕妇忌服。

蜂蜜

【性味归经】性平，味甘，归肺、脾、大肠经。

【美颜功效】蜂蜜含有葡萄糖、果糖、蛋白质、酶、维生素和多种矿物质，经常内服或外用，可减少色素沉着、防止皮肤干燥、减少皱纹和防治粉刺等皮肤疾患，使肌肤柔润美白。

⚠ 注意事项　鼻渊、口疮、汤火烫伤等症。

桃仁

【性味归经】性平，味苦、甘，归心、肝、大肠经。

【美颜功效】桃仁富含油脂，营养丰富，有活血化瘀的功效，经常食用能使面部肌肤光滑润泽。

⚠ 注意事项　孕妇慎用。

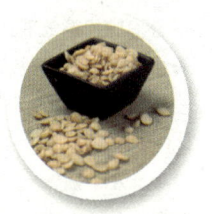

藁本

【性味归经】 性温,味甘辛、微麻,归膀胱经。

【美颜功效】 藁本含有挥发油等成分,有祛风散寒,除湿止痛的功效。经常食用,有美白、滋润肌肤的作用,对于痘疤及粉刺也有改善的作用。

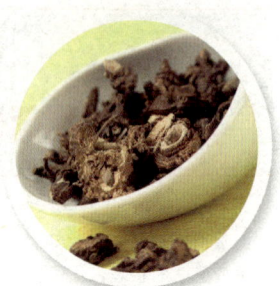

注意事项

◎温病头痛、发热口渴、骨疼及伤寒、肝阳亢者皆不宜服。

◎产后血虚火炎头痛者不宜服。

土蜂

【性味归经】 性温,味辛,归肺经。

【美颜功效】 土蜂富含有机酸、蛋白质、维生素、酶和生物活性物质等多种营养成分,有解毒止痛的功效。对防衰抗皱、消斑、护肤养颜有较好的功效,尤其对中年女性而言效果更加显著。

注意事项 不宜与黄芩、芍药、牡蛎同食。

牡丹

【性味归经】 性平,味苦、淡,归肝、脾经。

【美颜功效】 牡丹含紫云英苷、牡丹花苷、蹄纹天竺苷等物质,有护肤、美容养颜、清心润肺、调经活血等功效。经常食用可养血和肝、散郁祛瘀,适用于改善面部黄褐斑、皮肤衰老等,常饮可使气血充沛、容颜红润、精神饱满。

注意事项

◎女性月经量多者慎食。

◎每次食用不宜过量。

美人养颜方案

胡萝卜蛋黄保湿面膜

【材料】胡萝卜1根,鸡蛋2个

【做法】
1. 将胡萝卜洗净,去皮,放入榨汁机中榨汁。
2. 将鸡蛋磕破,用过滤勺分离蛋黄与蛋清。
3. 将胡萝卜汁与蛋黄放入器皿中搅拌均匀即可。

【用法】洗净脸后,将调好的面膜均匀地涂抹在脸部,避开眼、唇部,15分钟后用清水洗净。

【美颜链接】胡萝卜含丰富的维生素A,并含有大量水分,能有效补充肌肤表皮层下细胞的水分,防止细纹的产生。鸡蛋可收缩毛孔,使肌肤更加细致光滑。本款面膜能有效修复晒后的肌肤组织,给肌肤补充水分和养分,让肌肤迅速恢复昔日的柔嫩。

黄芪饮

【材料】黄芪30克,蜂蜜15克,陈皮、火麻仁各12克

【做法】除蜂蜜外,其余三味药材加水适量煎煮,取汁,加入蜂蜜调匀。

【用法】每日服3次,每次60毫升。

【美颜链接】黄芪甘温、健脾益气;蜂蜜含糖及多种微量元素,具有润肤美容的功效,陈皮行气滞,化痰湿,益脾胃;火麻仁含不饱和脂肪酸,有润肤之功效。将以上物质搭配使用,益气健脾、润燥通便、滋润皮肤的效果更佳。可治疗脾虚津亏所致的皮肤粗糙、面色白而无光泽。久服可使气血充足、皮肤细腻、面色红润。

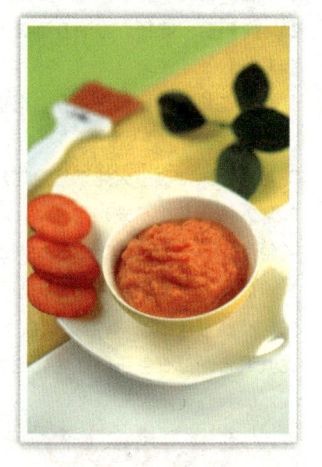

桃花猪蹄粳米粥

【材料】桃花（干品）1克，猪蹄1只，粳米100克，葱花、生姜末各少许

【调料】盐、味精、香油各适量

【做法】

1. 将桃花焙干，研细末备用；把猪蹄皮肉与骨头分开，置于铁锅中，加水，大火煮沸。
2. 撇去浮沫，改小火炖至猪蹄烂熟时将骨头取出。
3. 加入粳米及桃花末。
4. 继续用小火煨粥，粥成时加入适量盐、味精、香油。
5. 最后下葱花、生姜末，拌匀即可。

【美颜链接】本品有活血润肤、益气通乳、丰肌美容、化瘀858之功效，尤其适合面部有色斑的在哺乳期的女性使用。

国医小课堂

焕颜嫩肤——水嫩、白皙

每个年龄段的女性都会面临这样或那样的肌肤问题，青年女性可能总被脸上的青春痘、斑点困扰，中年女性总为皮肤失去光泽、弹性发愁，老年女性则想着让自己的皮肤恢复青春的光彩……这些问题都与焕颜嫩肤有关。

解决这些肌肤问题在现在并不是天方夜谭，依靠最前沿、最重要的保养嫩肤理念、治疗皮肤病的方法、随手可取可做的面膜，以及适当的饮食调养，改善肤色、肤质的问题可以很轻松。

美容界所说的焕肤，有物理焕肤和化学焕肤两大类。使用面膜焕肤属于物理焕肤的范畴。把焕肤面膜涂在皮肤表面，就能加速老死角质细胞的剥落，促进新皮肤再生，让肌肤光彩照人。

第四章 从头到脚，婀娜玲珑

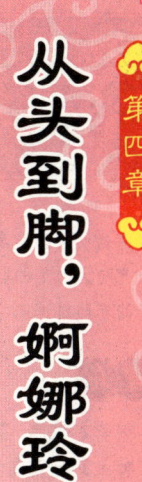

在没有各种化妆品的古代，女性可以手如柔荑、肤如凝脂，靠的就是中医记载的无数美容验方和药膳。汉方美颜可以从根本上对女性的整个身体进行调理修复，内养脏腑、补气血，外调容颜，让女性从头到脚婀娜多姿、靓丽动人！

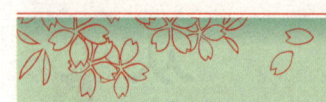

【第一节　乌发养发】

如果担心发尾容易分叉,可选择含有氨基酸和维生素成分的洗发液,为头发补充每天所需的氨基酸,迅速改善发质。下面是专家推荐的具有乌发养发效果的中药材及自制洗发水的配方,供有这方面需求的女性朋友们选择。

何首乌

【性味归经】性温,味苦、甘、涩,归肝、心、肾经。

【美颜功效】何首乌含卵磷脂、蒽醌衍生物及大黄酚等多种物质,久食此品可乌发养发、延缓衰老。

⚠ 注意事项　忌与萝卜及猪肉、羊肉、无鳞鱼、葱、蒜同食。

皂角

【性味归经】性温,味辛、咸,归肺、大肠经。

【美颜功效】皂角可给予头皮营养,不伤发,防治脱发,特别适合油性发质者。

⚠ 注意事项　孕妇忌用。

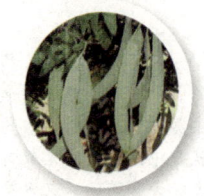

山药

【性味归经】性平,味甘,归肺、脾、肾经。

【美颜功效】山药富含各种营养成分,久服能生津润燥,有滋养皮肤、毛发的功能。

⚠ 注意事项　山药的干品为淮山,与鲜品山药在功效上略有不同,购买时应注意区分。

美人养颜方案

黑芝麻护发油

【材料】橄榄油30毫升,生黑芝麻1小匙

【做法】

1. 将生黑芝麻磨成粉末,然后用纱布挤出芝麻油。
2. 将芝麻油和橄榄油充分混合,调匀即可。

【用法】从距头皮约3厘米的位置开始涂抹本款护油,发尾可适量多涂一点,静置15分钟后洗净。

【美颜链接】黑芝麻含有丰富的钾、磷、铁等成分,能为受损的头发提供充足的养分,减少白发,令乌发再现,还能防治脱发。与橄榄油配合使用,润发效果更加理想。

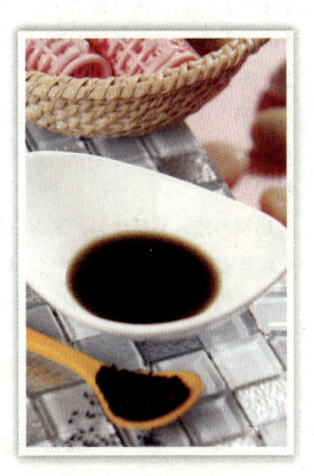

天然木瓜润发露

【材料】木瓜1个

【做法】

1. 将木瓜洗净,切碎。
2. 将木瓜、水一同放入锅中煎煮约20分钟,关火。
3. 冷却后,用滤布将残渣滤掉,留取木瓜水。

【用法】将头发浸湿后,把木瓜水均匀地涂在头发上,然后轻柔地按摩,最后洗净。

【美颜链接】木瓜含有木瓜酵素、木瓜蛋白酶、凝乳蛋白酶等有益头发的营养成分,可以帮助修复受损的发丝。

莴笋炒山药

【材料】山药、莴笋各250克，胡萝卜50克

【调料】盐、鸡精各1小匙，胡椒粉、白醋各少许

【做法】

1. 山药、莴笋、胡萝卜均洗净去皮，切长条，汆烫后捞出沥干水分。
2. 油锅烧热，放入山药条、莴笋条、胡萝卜条炒至断生，再放入盐、胡椒粉炒匀。
3. 出锅前放入鸡精炒匀，烹入白醋调味即可。

【美颜链接】山药有益肾气、健脾胃、润皮毛的作用。此菜是滋阴润燥、补肾益气的保健佳品，女性常吃能润肤、乌发、延缓衰老。

国医小课堂

改善少白头的饮食方案

因为工作压力大、精神绷得太紧，肠胃无法有效地消化所吃下的食物，造成营养失调，让许多白领女性早生华发。即使烫了、染了头发，还是不可避免地被细心的人挑出一两根白头发。下面介绍一些可以养发护发的饮食方案：

◎不偏食，多摄取富含维生素、矿物质的食物，加强营养。如烟酸、类胡萝卜素、枸橼酸等营养素，对色素的形成及新陈代谢影响很大。如果人体缺乏这些营养素，乌黑亮泽的秀发就会变成白发。平常多吃些富含维生素的豆类、蔬菜、瓜果、杂粮。不偏食，就可以满足身体对黑发营养素的需要。

◎通过食用地下块根，如何首乌、红薯、土豆和芋头等，从中吸收大量的微量元素，刺激发根，长出乌黑的秀发。

◎自制何首乌粥。何首乌50克以水煎煮后去渣，加入一杯白米和适量冰糖、红枣熬成粥。

◎少吃含大量添加剂的食品，如泡面、蜜饯或腌制品等。

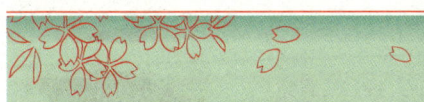

【第二节　明眸养眼】

拥有一双迷人又神采奕奕的大眼睛，令人印象深刻。良好的生活方式、充足的睡眠及适当的饮食习惯，都是令双眼时刻保持最佳状态的必要条件，下面就为你推荐几种本草，让你在吃吃涂涂下轻松获得一双炯炯有神的眼睛。

玉米

【性味归经】性平，味甘，归脾、胃经。

【美颜功效】玉米含有丰富的不饱和脂肪酸、维生素、氨基酸、苹果酸、柠檬酸和类黄酮等营养成分，有滋养心肺、利尿等功效，久服可宁心明目。

【注意事项】尽量避免与牡蛎同食，会妨碍锌的吸收。

车前草

【性味归经】性寒，味甘，归肾、膀胱、肝经。

【美颜功效】车前草含桃叶珊瑚苷、车前苷、柠檬酸、维生素 B_1、维生素 C 及铁、磷、钙等成分，可清热明目、利尿解毒，久服能养肝明目、滋润肌肤，延缓皱纹及细纹的出现。

【注意事项】遗尿者禁食；孕妇慎用。

羊肝

【性味归经】性凉，味甘、苦，归肝经。

【美颜功效】羊肝富含铁、磷及维生素 A、维生素 B_2 等养颜成分，久服可补肝虚明目、滋润肌肤。

【注意事项】孕妇、高脂血症患者忌食。

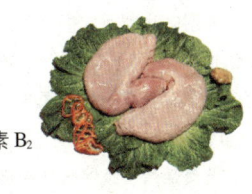

栀子仁

【性味归经】 性寒,味苦,归心、肝、肺、胃经。

【美颜功效】 栀子仁含有栀子苷、番红花素、山栀子苷等成分,具有很强的清热解毒、利湿退黄的作用,对治疗青春痘、面疱有很好的疗效。久服可使面部气血畅达、光洁濡润。

⚠ *注意事项* 脾虚便溏者忌服。

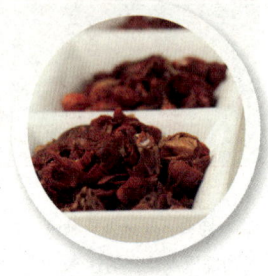

防风

【性味归经】 性温,味辛、甘,归膀胱、肺、肝、脾经。

【美颜功效】 有解表祛风、祛湿解痉的功效。久服防风可祛风胜湿、清热解毒、清肝明目、通经活络、扩张局部血管、改善眼部血液循环、消肿祛痘、美容养颜。

⚠ *注意事项* 血虚痉急、头痛不因风邪者忌服。

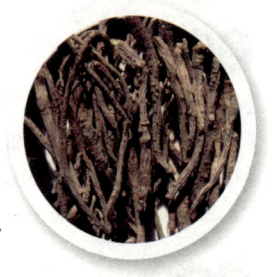

莲子

【性味归经】 性平,味甘、涩,归脾、肾、心经。

【美颜功效】《本草纲目》记载:"交心肾,厚肠胃,固精气,强筋骨,补虚损,利耳目,除寒湿,止脾泄久痢,赤白浊,女人带下崩中诸血病。"莲子富含钙、磷和钾等成分,经常食用,有养心安神、润肤去皱的功效。

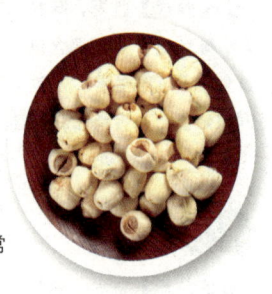

⚠ *注意事项*

◎大便燥结、腹部胀满者忌食。

◎存放在阴凉干燥处。

美人养颜方案

苹果土豆精华眼膜

【材料】土豆1个，苹果半个

【做法】

1. 将土豆、苹果洗净，去皮。
2. 将处理好的土豆、苹果放入搅拌机中打成糊状。

【用法】将调制好的眼膜均匀地敷在眼部周围的皮肤上，静置15分钟后，用清水洗掉。

【美颜链接】土豆含有淀粉、蛋白质、脂肪、糖类、多种氨基酸和维生素等成分，具有良好的美白润肤作用。苹果含有丰富的维生素、矿物质、膳食纤维和天然糖分，可收紧皮肤、预防眼角皱纹的产生。

杏仁祛纹露

【材料】杏仁5克

【做法】将杏仁、适量的水一同放入搅拌机中，磨成杏仁露即可。

【用法】用干净的棉花棒蘸取适量调制好的杏仁露，薄薄地涂在眼部周围，用指腹轻轻按摩，不用清洗。早晚使用。

【美颜链接】杏仁含有丰富的脂肪油、蛋白质、维生素和矿物质等对美容养颜大有裨益的成分，可改善皮肤暗沉现象，促进血液循环，润泽肌肤，能减少眼部皱纹形成及延缓衰老。同时还能帮助肌肤抵抗氧化，抑制黄褐斑的生成。

> 【美丽叮咛】这款眼部保养品，为避免变质，最好一次用完。眼部皮肤比较脆弱，使用眼部保养品时，要用无名指指腹轻轻按摩，千万不可用力搓擦，以免因过分用力损伤眼部皮肤，产生皱纹。

蛋奶明眸膜

【材料】熟鸡蛋黄1个，热牛奶适量

【做法】

1. 用汤匙将熟蛋黄压碎。
2. 将热牛奶加入蛋黄中，调匀成糊状。

【用法】将调制好的眼膜趁热均匀地涂在眼部，约15分钟后，用清水洗净即可。

【美颜链接】牛奶能防止肌肤干燥，并可修补眼部细纹；蛋黄含有丰富的营养成分，可使肌肤更加紧实。牛奶和蛋黄长期搭配使用，可改善眼部肌肤暗沉现象，淡化黑眼圈。

> 【美丽叮咛】本款眼膜趁热敷在眼部周围皮肤上，效果才会更明显。

银耳净白祛皱眼膜

【材料】银耳适量

【做法】

1. 将银耳浸泡在开水中，待银耳泡开后，将银耳捞出放入锅中，加清水用小火熬煮。
2. 将银耳熬煮成浓稠的汁液后，关火，冷却待用。

【用法】将银耳眼膜均匀地涂在眼部。静置25分钟后，用清水洗净。

【美颜链接】银耳富含天然胶质，制成的眼膜具有净白、润肤、祛皱的功效，还能够增强眼部肌肤的弹性。

> 【美丽叮咛】银耳宜用开水浸泡，泡好后应将呈淡黄色的未泡开的部分去掉，以免影响使用效果。

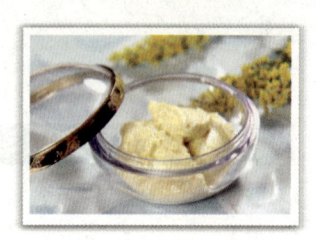

第三节 护唇健齿

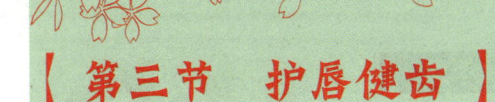

相信每一位女性朋友都想拥有红润、饱满的双唇,以及白皙坚固的牙齿。只要你坚持用下面推荐的汉方本草养颜,就可拥有美唇美牙齿。

两面针

【性味归经】性平,味苦、辛,归肝、胃经。

【美颜功效】两面针含两面针碱、氧化两面针碱、香叶木苷,能行气止痛、活血散瘀,有护齿固齿的作用。

⚠ 注意事项 忌与酸味食物同食;服用不能过量;孕妇忌服。

草珊瑚

【性味归经】性微温,味苦、辛,归肺、大肠、肝经。

【美颜功效】草珊瑚含挥发油、酚类等成分,能缓解嘴唇干裂、嗓子干痒等问题。

⚠ 注意事项 阴虚火旺者、孕妇忌服。

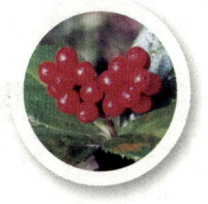

国医小课堂

蔬菜烧烤会导致各种牙病

营养学家指出,经烧烤过的蔬菜,如土豆、柿子椒、黄瓜等,与水煮的或油炒的相比,会释放出更多的具有腐蚀性的酸性物质,对牙齿危害很大,会导致多种牙齿疾病。

美人养颜方案

沙拉胡萝卜按摩霜

【材料】沙拉酱1大匙,胡萝卜50克

【做法】

1. 将胡萝卜洗净并去皮,放在搅拌机中打成碎末。

2. 将胡萝卜碎末、沙拉酱一同放入容器中,充分搅拌均匀即可。

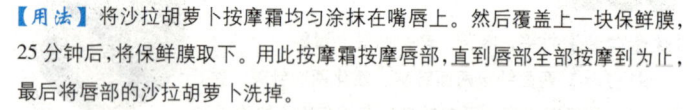

【用法】将沙拉胡萝卜按摩霜均匀涂抹在嘴唇上。然后覆盖上一块保鲜膜,25分钟后,将保鲜膜取下。用此按摩霜按摩唇部,直到唇部全部按摩到为止,最后将唇部的沙拉胡萝卜洗掉。

【美颜链接】胡萝卜中含有丰富的维生素A,具有滋养唇部的作用。用胡萝卜碎末按摩嘴唇能去除唇部的老废细胞。沙拉酱具有深度的滋养作用,能有效修护双唇。

椒醋祛牙痛漱口水

【材料】醋5大匙,花椒15克

【做法】

1. 将花椒用清水洗干净。

2. 将醋、花椒放入不锈钢容器中。

3. 将不锈钢容器放到火上,用小火煮10分钟,关火。

【用法】药液变温后,直接用于漱口即可。

【美颜链接】醋能杀菌消毒,花椒有止痛的作用。所以这款漱口水对缓解牙痛有很好的疗效。

【美丽叮咛】对花椒过敏者不宜使用本品。

牢牙方

【材料】荆芥、川芎、细辛、当归各30克

【做法】先将上述各味药材洗净晾干,然后共同研磨成粉末装入容器中保存即可。

【用法】每日早晚蘸少许药末刷牙。

【美颜链接】祛风活血,消肿固齿。本方能够防治外邪入侵,改善牙周血液循环,适于各个年龄段的女性使用,对牙齿不牢、口腔瘀血等症有较好的调理作用。经常使用可使牙齿坚固,口腔清洁健康。

> 美丽叮咛 此方宜在晚上洗漱完毕后使用,以免牙齿上的药物被唇舌带走。

香浓巧克力润唇油

【材料】无糖纯巧克力碎粒3粒,食用椰子油半小匙,维生素E胶囊2粒

【做法】

1. 将无糖纯巧克力碎粒、食用椰子油、维生素E胶囊油液放入不锈钢小容器中。
2. 将不锈钢小容器放到火上,用小火加热至所有材料熔化,不必煮沸,关火。
3. 将混合物充分搅拌均匀,冷却后保存在方便携带的容器中。

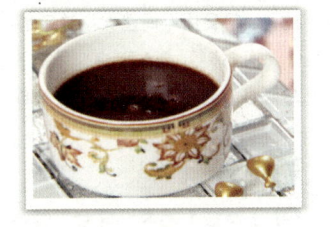

【用法】用唇油软刷蘸取调制好的唇油均匀涂在唇上,不必清洗。

【美颜链接】无糖纯巧克力、食用椰子油和维生素E胶囊都具有非常好的滋润效果,三者调制使用,既可为双唇补水,又可调节水油平衡。所以,香浓巧克力润唇油是女性护唇的很好的选择之一。

> 美丽叮咛 敷眼膜时,时间不宜过长,以不超过30分钟为宜,以免眼膜变干带走眼部肌肤本来的水分。

【第四节 雌激素养颜】

脸色萎黄、皮肤松弛,有明显的抬头纹,整个人看起来比实际年龄苍老许多,是雌激素缺乏的症状。通过饮食调节雌激素,是很好的养颜方式。

黄豆

【性味归经】性平,味甘,归脾、大肠经。

【美颜功效】黄豆中的雌激素含量是所有食品中最高的,经常食用可调整女性激素水平,延迟女性细胞衰老。

⚠ 注意事项 严重肝病、肾病、痛风、消化性溃疡、低碘者忌食。另外,患疮痘期间不宜吃黄豆及其制品。

黑豆

【性味归经】性平,味甘,归脾、肾经。

【美颜功效】黑豆富含粗纤维、维生素E、B族维生素及多种微量元素,经常食用可延缓衰老、明目乌发。

⚠ 注意事项 忌与蓖麻子、厚朴同食。

青豆

【性味归经】性平,味甘,归脾、大肠经。

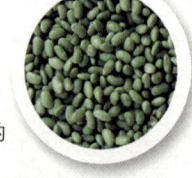

【美颜功效】青豆富含蛋白质、卵磷脂,还含有植物雌激素——异黄酮类物质,能有效提高体内雌激素的水平,有丰胸美颜的功效。

⚠ 注意事项 严重肝病、肾病、痛风、消化性溃疡、患疮痘期间、低碘者忌食。

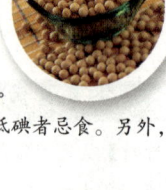

美人养颜方案

黑豆桂圆红枣汤

【材料】黑豆、红枣各 50 克,桂圆 15 克

【调料】冰糖适量

【做法】

1. 将黑豆用清水浸软,洗净。
2. 桂圆、红枣分别用清水洗净。
3. 把材料全部放入砂煲里,加清水适量,小火慢煲 3 小时后放入冰糖,搅拌均匀后即可食用。

【美颜链接】中医认为:桂圆营养丰富,具有补血的功效,可令人面色红润、气血畅通。由此可见,桂圆不但可以益气补血,还具有一定的美容功效。

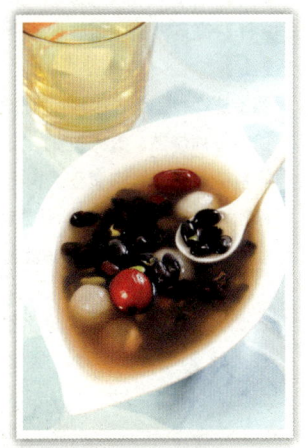

花生黑芝麻羹

【材料】花生仁 500 克,黑芝麻 200 克,枸杞子、醪糟、鹌鹑蛋、核桃仁、松仁各适量

【调料】冰糖、酸奶、盐、味精、高汤、料酒各适量

【做法】

1. 花生仁用油炸熟;黑芝麻炒香,待用。
2. 用适量酸奶将花生仁拌匀,撒上黑芝麻,即可。
3. 将醪糟放入砂锅,加适量冰糖,下入枸杞子、鹌鹑蛋一起煮开即成。
4. 将备好的材料放入砂锅,加适量高汤小火炖熟,用盐、味精、料酒调味。
5. 撒上核桃仁和松仁即可。

【美颜链接】花生与黑芝麻以富含维生素 E 著称,能促使卵巢发育和完善,使成熟的卵细胞增加,刺激雌激素的分泌,从而促进乳腺管增长。

海带黄豆煲鱼头

【材料】海带 50 克,鱼头 1 个,葱、生姜、泡黄豆、枸杞子各适量

【调料】高汤、盐、胡椒粉、料酒各适量

【做法】

1. 海带洗净;鱼头去尽鳃;葱洗净,切花;生姜去皮切片。
2. 锅中下油烧热,放入鱼头,用中火煎至稍黄,铲起待用。
3. 把鱼头、海带、泡黄豆、枸杞子、生姜、葱放入砂锅,注入高汤、料酒、胡椒粉,加盖,用小火煲 50 分钟,去掉葱,加入盐,再煲 10 分钟即可。

【美颜链接】黄豆是天然雌激素来源,有保持血管弹性的功效。

> **美丽叮咛** 黄豆虽然营养丰富,但由于它在消化吸收的过程中会产生过多的气体,造成腹胀,因此,消化功能不强的人应该尽量少吃。

萝卜豆腐骨头汤

【材料】猪骨头、萝卜各 250 克,豆腐 200 克

【调料】料酒、盐、味精各适量

【做法】

1. 将猪骨头放沸水中氽烫,去血水,捞出沥干切成小块。
2. 萝卜去皮后洗净,切成小块;豆腐切成小块。
3. 把猪骨头放瓦罐内,注入适量的清水,然后再放入料酒,小火炖煮 2 小时,至汤汁变白后,再把萝卜块、豆腐块放入锅中,炖煮 30 分钟,最后用盐、味精调味,即可食用。

【美颜链接】豆腐不仅是美味的食品,还具有养生保健的作用。古人认为豆腐的营养价值可与羊肉相提并论。豆腐含有丰富的蛋白质和糖类,并有抗氧化的功效,其中所含的植物雌激素能保护血管内皮细胞,使其不被氧化破坏,使血液流通顺畅,面色红润。

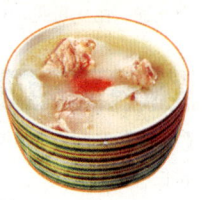

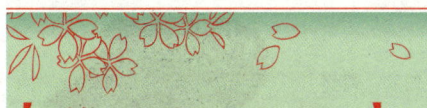

第五节　丰胸

胸部过于平坦会让女性感到不自然，甚至没有自信，于是丰胸就成为一股潮流。尽管现代医学已经相当发达，但丰胸术却仍有一定的危险性。而通过饮食、丰胸浴等方式来丰胸，就能让女性获得健康与美丽的胸部。

葛根

【性味归经】性凉，味甘、辛，归脾、胃经。

【美颜功效】葛根富含13种异黄酮类物质，包括葛根素、葛雌素等，可促进女性丰胸并能养颜。

⚠ 注意事项　夏日表虚汗忌食；胃寒者慎食。

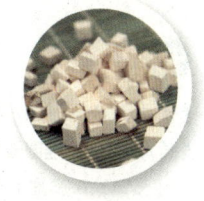

木瓜

【性味归经】性温，味酸，归肝、脾经。

【美颜功效】木瓜富含木瓜酶、胡萝卜素、蛋白质、蛋白酶、柠檬酶等，经常食用可抗衰老，还有丰胸美容、护肤养颜的神奇功效。

⚠ 注意事项　孕妇、过敏体质、伤食脾胃未虚、积滞多者忌食。

花生

【性味归经】性平，味甘，归脾、肺经。

【美颜功效】花生富含蛋白质、脂肪油及多种人体必需的氨基酸，经常食用能增强记忆、抗老化、滋润肌肤和丰胸。

⚠ 注意事项　胆囊切除者、消化不良者、高脂血症患者忌食。

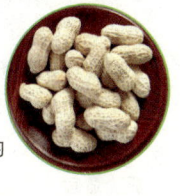

红枣

【性味归经】性温,味甘,归脾、胃经。

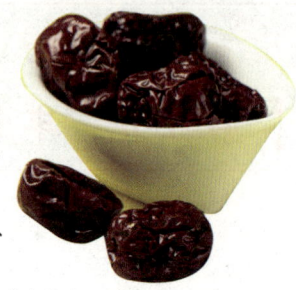

【美颜功效】红枣含有蛋白质、脂肪、维生素 A、维生素 C、钙、多种氨基酸等丰富的营养成分,有补中益气、养血安神、缓和药性的功效。适当久食可补养身体、美容丰胸。

⚠ 注意事项 湿痰积滞、齿病虫病、舌苔黄者忌食;不宜多食。

桂圆

【性味归经】性温,味甘,归心、脾经。

【美颜功效】桂圆含葡萄糖、蔗糖、蛋白质、脂肪,维生素 A、B 族维生素,磷、钙、铁等多种矿物质,有开胃、补益心脾、养血安神、健脑益智、润肤美容的功效。适当食用桂圆可美容美体、丰胸、延年益寿。

⚠ 注意事项 痰火郁结、咳嗽痰黏者忌食。

通草

【性味归经】性微寒,味甘、淡,归肺、胃、肾、膀胱经。

【美颜功效】通草有清热利水、消痈散肿、活血下乳的功效,适当食用通草可通调乳房气血。用于乳房健美,使之丰满焕发青春。对中年女性更为适宜。

⚠ 注意事项 气阴两虚、中寒、内无湿热者及孕妇慎服。

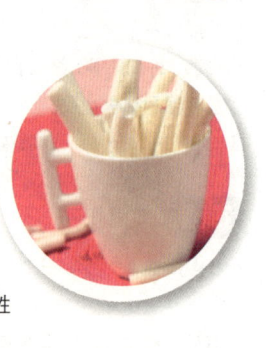

美人养颜方案

当归川芎丰胸浴

【材料】当归、川芎、菟丝子、黑豆各15克

【做法】将当归、川芎、菟丝子、黑豆打碎后,放入锅中煮20分钟,关火。冷却后,用滤布滤掉残渣,留取药液备用。

【用法】将制好的药液倒入浴缸中,加水调至适温,入浴浸泡,用双手按摩身体上的穴位,10分钟后,出浴。

【美颜链接】当归具有生血、补血、活血的作用,能调理经期的内分泌,从而使乳房发育得更加丰满。菟丝子富含天然激素,对美容养颜、丰胸有很好的疗效。

鸡蛋乳酪紧实胸膜

【材料】鸡蛋1个,酸乳酪1大匙,维生素E胶囊2粒

【做法】

1. 将鸡蛋、酸乳酪一同放入碗中。
2. 用剪刀将维生素E胶囊剪破,将油液加入装有酸乳酪、鸡蛋的碗中,搅拌均匀。

【用法】用手将胸膜从胸部最下边沿往上涂。涂匀后,穿上一个旧文胸。约20分钟后,脱掉文胸,用温水将本款胸膜冲洗干净。

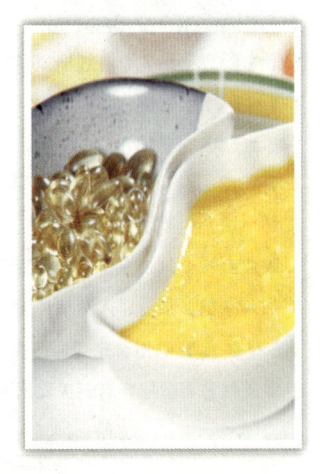

【美颜链接】蛋清有收紧肌肤的作用,配合营养丰富的酸乳酪、维生素E使用,能滋养皮肤,增强肌肤弹性,改善胸部松弛下垂的现象,增强胸部肌肤弹性。

木瓜奶味丰胸茶

【材料】木瓜、牛奶、茶包各适量

【做法】木瓜洗净后切成片状，放入茶包，以微火焖煮3分钟，加入少许牛奶拌匀即可。

【美颜链接】木瓜中含有丰富的木瓜酶，对胸部发育有很大的帮助，还能帮助润滑肌肤。

另外，木瓜中维生素C的含量也很高，能加速排出体内毒素，让皮肤由内到外清爽一新。

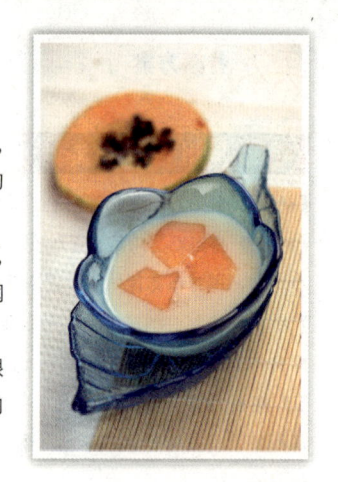

青苹果炖芦荟

【材料】青苹果2个，红枣20颗，水发银耳2朵，鲜芦荟适量，生姜1块

【调料】冰糖适量

【做法】

1. 青苹果去核、去皮切小块；用温水泡好红枣；将银耳掰成小朵；芦荟去皮切小块；生姜切成小片。

2. 取炖盅一个，加入青苹果、红枣、银耳、芦荟、生姜片，注入适量的水。

3. 加入冰糖，加盖，入蒸锅，隔水用大火炖约1小时即可食用。

【美颜链接】这道青苹果炖芦荟含有丰富的维生素E、B族维生素、蛋白质，能促进性激素分泌，有健美乳房的作用。

【美丽叮咛】不要用红苹果替代青苹果。青苹果是青色，口感比红苹果要脆，果酸含量高，且青苹果的维生素C比红苹果要多。美容护肤宜选用青苹果。

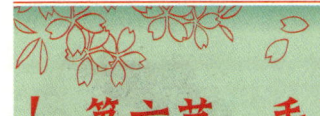

【第六节 手足保养】

女性应该注意手与脚的保养,擦防护霜、做手膜、做脚膜样样不能少。有些女性朋友的手指确实很修长,脚型也很好,但看起来不是十分美,究其原因是缺乏保养。下面介绍几种本草,对手脚保养非常有益。

柚子花

【性味归经】性寒,味甘、酸,归肺、脾经。
【美颜功效】柚子花中含有的维生素C比柠檬多3倍,内服外用都有美白效果,尤其适宜手足保养。
⚠ 注意事项 体质过敏、脾虚泄泻者忌用。

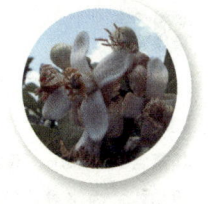

刺五加

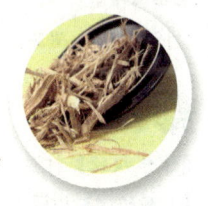

【性味归经】性温,味辛、微苦,归脾、肾、心经。
【美颜功效】刺五加含多种刺五加苷、多糖、芝麻素、有机酸等成分。久服可益气养阴、抗皱美肤、轻身延年。
⚠ 注意事项 阴虚火旺者慎服。

马齿苋

【性味归经】性寒,味酸,归大肠、肝、脾经。
【美颜功效】马齿苋富含维生素C、维生素E,又含有膳食纤维、果胶、矿物质等,经常食用可消除色斑、乌发、美容瘦身。
⚠ 注意事项 脾胃虚寒、肠滑腹泻、便溏者及孕妇禁服。

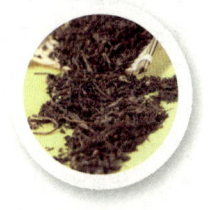

瓜蒌仁

【性味归经】性寒，味甘、微苦涩，归肺、胃、大肠经。

【美颜功效】瓜蒌仁有润肺化痰、宽胸散结、滑肠通便的功效，可疗手面皱、吐血、肠风泻血、赤白痢。瓜蒌仁含脂肪油、皂苷等。生用或制霜外用，可保养手足。

⚠ 注意事项 不宜与乌头类药材同用。

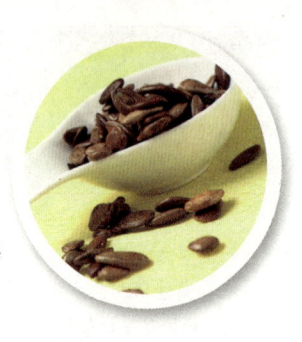

紫草

【性味归经】性寒，味甘、咸，归心、肝经。

【美颜功效】紫草含有多种营养成分，尤其富含维生素 E，有消炎收敛、润肤洁肤的功效，内服或外用都有祛除斑点、暗疮等美容作用。

⚠ 注意事项 胃肠虚弱、大便滑泄者慎服。

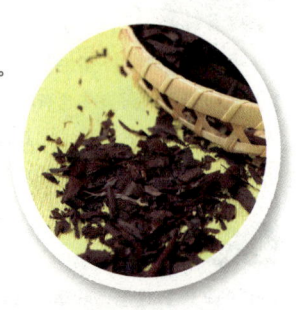

川椒

【性味归经】性温，味辛，归脾、胃、肾经。

【美颜功效】川椒含挥发油成分，主要有柠檬烯、枯醇等，有温中止痛、益火平喘、燥湿杀虫的功效，对皮肤真菌有抑制作用。可杀虫止痒，治疗手足皮肤癣疮、女性阴痒等症。

⚠ 注意事项
◎孕妇、阴虚火旺者忌食。
◎以突生多数亮油点、辛辣者为佳。

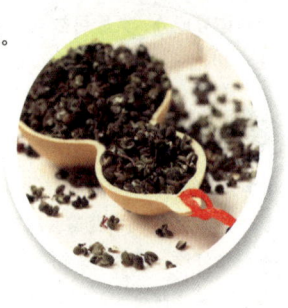

美人养颜方案

蛋黄木瓜润手膜

【材料】木瓜半个,蛋黄1个,橄榄油2大匙,保鲜膜1块

【做法】

1. 木瓜洗净后取出木瓜肉捣成泥状。
2. 将鸡蛋磕破,去壳,留取蛋黄,将蛋黄搅拌均匀。
3. 将橄榄油、蛋黄加入木瓜泥中,充分搅拌均匀。

【用法】双手洗净后,将调制好的木瓜泥均匀地涂抹在双手上,再覆盖上一块保鲜膜,将手包住,静置约25分钟后取下保鲜膜,用清水洗净双手即可。

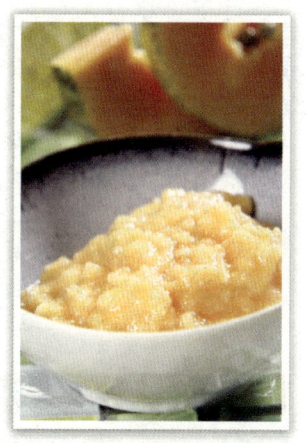

【美颜链接】木瓜中的酶能够软化角质,与蛋黄、橄榄油调制使用,能预防手部干裂,使肌肤柔嫩、细致。

太平嫩手膏

【材料】瓜蒌仁60克,杏仁50克

【做法】

1. 先将所有药材清洗干净并用毛巾吸干水分,然后将其共同研磨成极细的粉末。
2. 加入适量蜂蜜调和成膏即可。

【用法】洗手后涂抹手部。

【美颜链接】润手增白,平皱抗皱。可供任何年龄段的女性使用,可防治手部肌肤干燥、皲裂、粗糙起皮等症。经常使用可令双手肌肤细滑嫩白。

柠檬软化角质足浴

【材料】醋、柠檬汁各 1 大匙

【做法】将醋、柠檬汁、温水一同放入盆中,充分搅拌均匀。

【用法】直接将双脚放入温水盆中浸泡,约 10 分钟后用清水洗净双脚即可。

【美颜链接】柠檬富含维生素 C,可以美白肌肤、减少斑点的产生。柠檬与醋都能够分解脂肪、杀菌、调整肠道、帮助消化,还能平衡人体酸碱值,促进新陈代谢,美容养颜。同时能软化足部死皮,美化趾甲。

> 【美丽叮咛】深黄色的柠檬一般较为成熟,不像浅黄色或黄绿色的那样酸,而且通常皮较薄,汁较多。宜选择深黄色的柠檬。

薄荷清凉爽足粉

【材料】干薄荷叶适量,玉米粉 150 克,婴儿油数滴

【做法】

1. 用榨汁机将干薄荷叶打碎。
2. 将玉米粉放入容器中,加入碎薄荷叶,搅拌均匀。
3. 将婴儿油滴入玉米粉中,充分搅拌均匀。

【用法】双脚洗净、擦干后,取适量爽足粉均匀撒在脚上。

【美颜链接】清新的薄荷、润泽的婴儿油配合干爽的玉米粉使用,能有效吸汗止汗,抑制细菌,消除异味,保持足部干爽,使血管舒畅。

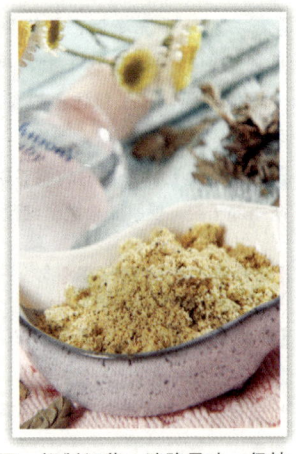

> 【美丽叮咛】薄荷清凉爽足粉要防止潮湿,应保存在阴凉干燥处。

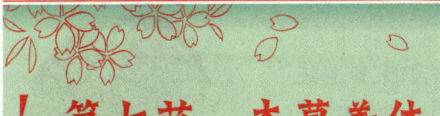

【第七节 本草美体】

根据人的生理特征，每个人通过汗腺、皮脂腺都会分泌出一些气味，几乎一人一味，只是有的人气味浓，有的人气味淡些。而通过本草养颜，不但可以获得清新的体味，还可以美白、润滑肌肤。

玫瑰

【性味归经】性微温，味甘、微苦，归肝、脾、胃经。

【美颜功效】玫瑰富含维生素，以及槲皮苷、脂肪油、有机酸等物质，可降脂减肥、除皱祛斑、润肤养颜。对女性经痛、月经不调有神奇的功效。

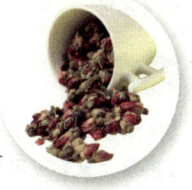

⚠ 注意事项 阴虚火旺者少用。

薄荷

【性味归经】性凉，味辛，归肺、肝经。

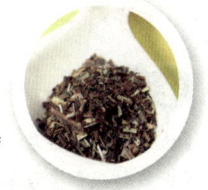

【美颜功效】薄荷有收缩微血管、柔软皮肤、消除黑头粉刺的作用，可以促进排汗。

⚠ 注意事项 表虚自汗者禁服，阴虚发热、血虚眩晕者慎服，孕妇不宜过量食用。

橘皮

【性味归经】性温，味辛、微苦，归脾、肺经。

【美颜功效】当出现食欲不振、口臭时，它是最常用的理气化痰、去口臭之品。

⚠ 注意事项 阴津亏损、内有实热者慎用。

藿香

【性味归经】性微温，味辛，归脾、胃、肺经。

【美颜功效】藿香含挥发油、生物碱，有抑菌、抗菌作用，有解暑发表、芳香化湿、和中止呕的功效。可治口臭，为夏日常用佳品。

⚠ 注意事项 阴虚火旺，胃弱欲呕及胃热作呕，中焦火盛热极，温病热病，阳明胃家邪实作呕作胀者禁用。

蓟草

【性味归经】性凉，味甘，归肺、肝经。

【美颜功效】可用蓟草洗浴，其有凉血、止血、祛瘀、消肿的功效，洗后可增加皮肤的弹性。

⚠ 注意事项 儿童、孕妇及哺乳期女性忌用。

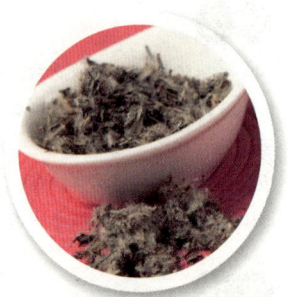

芫荽

【性味归经】性温，味辛，归肺、脾经。

【美颜功效】芫荽辛温香窜，内通心脾，外达四肢，能辟一切不正之气，故痘疹出不爽快者，能发之。芫荽含有许多挥发油，为温中健胃养生食品。日常食之，有爽口开胃、消食下气、祛风解毒、滋润肌肤的功效。

⚠ 注意事项

◎口臭、狐臭、严重龋齿、胃溃疡、生疮者少食。

◎服用补药和中药白术、丹皮时，不宜服用芫荽，以免降低补药的疗效。

美人养颜方案

菠萝磨砂润肤乳

【材料】菠萝果肉2杯,燕麦片4大匙

【做法】

1. 将菠萝去皮,放入榨汁机中打成泥状,备用。
2. 用温水将燕麦片泡开,搅拌成糊状。
3. 将菠萝果泥、燕麦糊充分搅拌均匀。

【用法】彻底清洁身体后,将磨砂沐浴乳均匀地涂在身上,静置15分钟后,边按摩肌肤边冲洗干净。

【美颜链接】菠萝磨砂润肤乳中含有丰富的维生素和矿物质,可以促进血液循环,增加皮肤弹性。

茉莉糙米美体磨砂膏

【材料】干茉莉花1小匙,糙米1大匙,蜂蜜2小匙

【做法】

1. 将干茉莉花捣碎。
2. 将糙米磨成粉。
3. 将碎茉莉花、糙米粉一同放入容器中,充分调匀。
4. 在茉莉花、糙米粉中加入蜂蜜调匀即可。

【用法】取适量调制好的磨砂膏,均匀地涂在身体的各个部位,2~3分钟后冲洗干净,再洗澡。

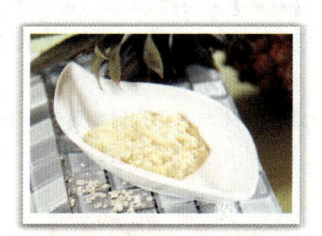

【美颜链接】糙米配合有镇静作用的干茉莉花和滋润效果良好的蜂蜜使用,能使肌肤更加滋润,同时还能去除皮肤角质。干茉莉花可以直接用热水冲泡饮用,茉莉花水的清香可以使人感到心情舒畅,理气解郁,在办公室中饮用还可以提高工作效率。

薄荷浴

【材料】鲜薄荷200克（或干薄荷50克）

【做法】将鲜薄荷或干薄荷放入锅内，加水熬取药液，倒入浴盆即可。

【用法】每3日1次。

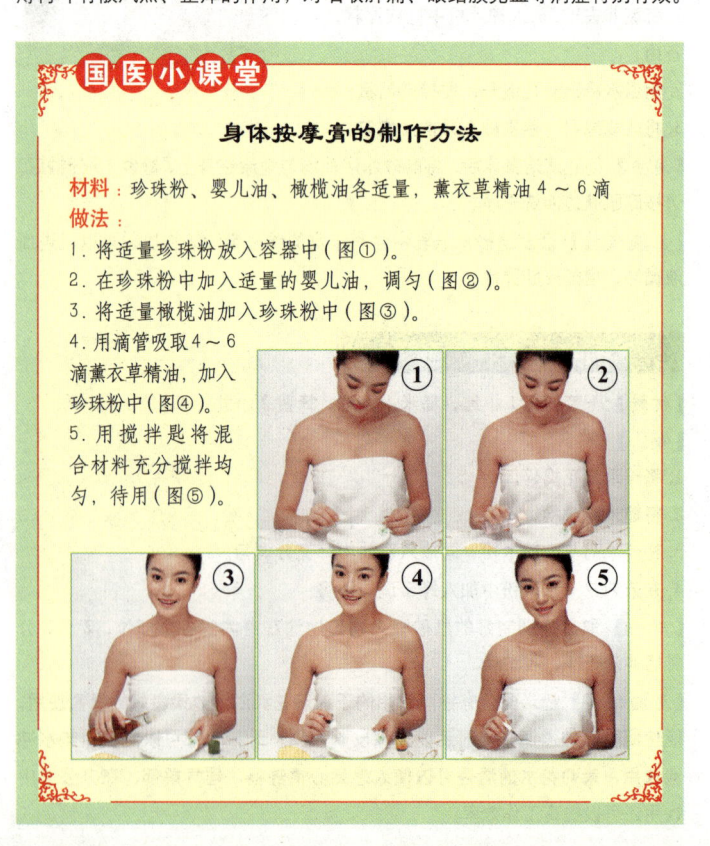

【美颜链接】泡澡时加薄荷，清热止痒效果非常好，让人变得清新自然。薄荷叶有散风热、止痒的作用，对咽喉肿痛、眼结膜充血等病症特别有效。

国医小课堂

身体按摩膏的制作方法

材料：珍珠粉、婴儿油、橄榄油各适量，薰衣草精油4~6滴

做法：

1. 将适量珍珠粉放入容器中（图①）。
2. 在珍珠粉中加入适量的婴儿油，调匀（图②）。
3. 将适量橄榄油加入珍珠粉中（图③）。
4. 用滴管吸取4~6滴薰衣草精油，加入珍珠粉中（图④）。
5. 用搅拌匙将混合材料充分搅拌均匀，待用（图⑤）。

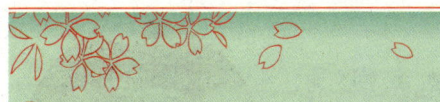

【第八节　降脂减肥】

肥胖可能给人们带来各种各样的麻烦，如高脂血症、高血压等疾病，你可能尝试过多种多样的方法减肥，但本草减肥法是效果最佳，也是最健康的方法。

山楂

【性味归经】性微温，味酸、甘，归脾、胃、肝经。

【美颜功效】山楂含蛋白质、维生素C、胡萝卜素、苹果酸、枸橼酸等成分，可帮助消化、健美消脂。

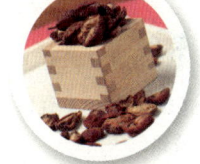

⚠ 注意事项　胃酸过多、消化性溃疡、糖尿病、龋齿者及服用滋补药品者忌服。

荷叶

【性味归经】性凉，味苦辛、微涩，归心、肝、脾经。

【美颜功效】荷叶含有荷叶碱、柠檬酸、苹果酸、葡萄糖酸等碱性成分，具有通便、降血脂、瘦身的作用。

⚠ 注意事项　体瘦气血虚弱者慎服；不可与桐油、茯苓、白银同用。

决明子

【性味归经】性微寒，味苦，归肝、肾、大肠经。

【美颜功效】决明子含有糖类、蛋白质、脂肪及铁、锌、锰、钼等人体必需的元素，久服有保肝利胆、抗菌消炎、降脂减肥的作用。

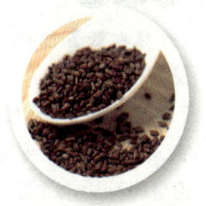

⚠ 注意事项　不宜与大麻子同用。

益母草

【性味归经】性微寒,味苦、辛,归心、肝、肾经。

【美颜功效】益母草含益母草碱、水苏碱、益母草定、益母草宁等多种生物碱及苯甲酸、氯化钾等,有活血调经、祛瘀生新、利尿消肿的功效。久服能益颜美容、抗衰防老。

⚠ 注意事项 阴虚血少、月经过多、寒滑泻利者禁服。

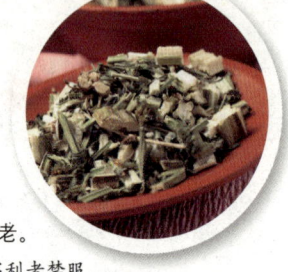

海带

【性味归经】性寒,味咸,归肝、胃、肾经。

【美颜功效】海带含有多种有机物和碘、钾、钙、铁及蛋白质、脂肪酸、糖类、多种维生素等成分,有消痰利水、止咳平喘、降脂降压、散结抗癌的功效。经常食用可防癌降脂、减肥瘦身。

⚠ 注意事项
◎脾胃虚寒、身体消瘦、甲亢中碘过盛者忌食。
◎孕妇与哺乳期女性不可过量食用。

赤小豆

【性味归经】性平,味甘、酸,归心、小肠经。

【美颜功效】含蛋白质、脂肪、糖类、磷、钙、铁、维生素B_1、维生素B_2、烟酸、皂苷等成分,有健脾利湿、散血除痈、解毒排脓的功效。经常食用可利湿降脂、减肥瘦身。

⚠ 注意事项 尿多之人忌食;蛇咬伤者忌食百日。

美人养颜方案

鲜柚润白瘦身浴

【材料】柚子1个,蜂蜜少许

【做法】柚子洗净,去皮,与蜂蜜一起放入榨汁机中榨取汁液,柚子皮留下备用。

【用法】将调好的柚子汁与柚子皮放入浴缸中,加水将温度调至40℃,入浴,将身体浸泡在水中,并轻轻按摩身体,约25分钟后出浴。

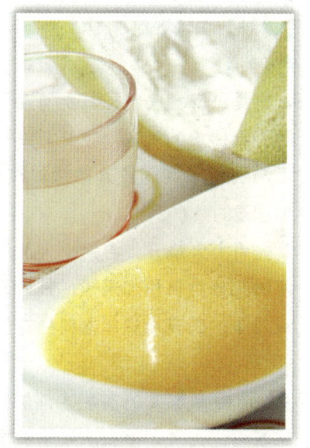

【美颜链接】柚子中含有丰富的维生素C,能很好地润白肌肤;柚子皮中含有精油,能够去除皮肤多余的油脂,深层清洁肌肤,轻轻按摩,还有燃脂瘦身的功效,使肌肤润白、柔嫩。

> **美丽叮咛** 浴缸中的水要适量,深度要维持在心脏以下,不要高到颈部,以免压迫心脏。

葡萄柚精油瘦身浴

【材料】葡萄柚精油3滴,天竺葵精油5滴

【做法】将葡萄柚精油、天竺葵精油滴入盛满温热洗澡水的浴缸中,用手将精油调匀即可。

【用法】将浴缸中的精油调匀后,入浴浸泡。约5分钟后起身,在1分钟内做洗脸敷脸的动作。再次入浴浸泡约10分钟,并按摩身体,出浴。

【美颜链接】滋润肌肤,消除身体疲劳,同时又能减肥瘦身。

桑白决明饮

【材料】桑白皮 15 克，决明子 10 克

【调料】白糖 5 克

【做法】

1. 将桑白皮、决明子分别清洗干净，并刮去桑白皮的外皮，将其切成短节，然后与决明子共同放入砂锅或玻璃壶中，加适量的清水。
2. 先用大火烧开，再用小火加热，待其沸腾几分钟再稍加焖煮，最后离火将粗渣滤净，在药汁中加入白糖并使其溶化即可。

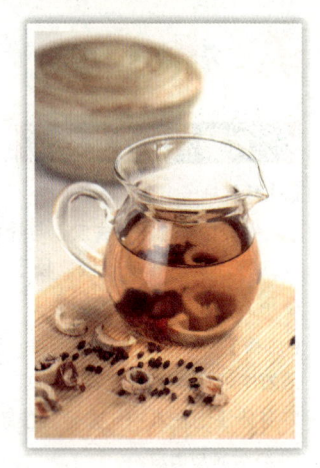

【美颜链接】本方有利水消肿、清热减肥的功效。适于各个年龄段的女性饮用。另外，桑白决明饮对面目肌肤水肿、胀满喘急、小便不利、目赤红肿、畏光多泪、大便秘结、形体虚胖等症有较好的防治调理作用，经常饮用有助于增强体质、瘦身美容。

莱菔子粳米粥

【材料】炒莱菔子 20 克，粳米 120 克

【调料】蜂蜜适量

【做法】

1. 先将粳米淘洗干净。
2. 将莱菔子研磨成极细的粉末。
3. 将莱菔子粉与粳米一同放入砂锅中，加入适量清水。先用大火加热，沸腾后再改用小火慢熬，至米烂粥软加入蜂蜜即可离火。

【美颜链接】本方能够消食降气，适宜任何年龄段女性服用。并可用于改善形体虚胖、脘腹胀痛、消化不良等症，经常服用利于减肥瘦身，使形体曲线优美。

决明山楂饮

【材料】决明子、山楂各25克,菊花15克

【做法】

1. 将决明子和山楂分别清洗干净,与菊花一起放入砂锅或玻璃壶中,加适量清水,用大火加热。
2. 沸腾后再改用小火煎煮,30分钟后熄火,将粗渣除去,留取汁液备服即可。

【美颜链接】本方能够解毒、通便、减脂。适于各个年龄段的女性饮用。可用于防治体重增加、形体虚胖、目赤肿痛、大便秘结、消化不良。

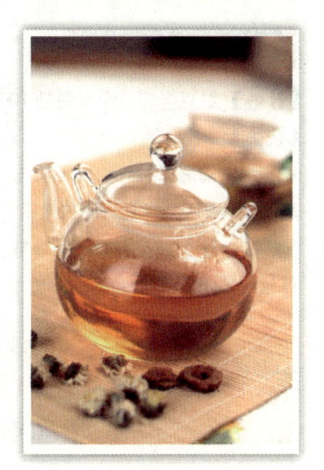

美丽叮咛 脾胃虚寒、脾虚泄泻及低血压患者忌服。

陈皮减肥茶

【材料】陈皮8克,车前草、绿茶各5克

【做法】将陈皮和车前草分别清洗干净,与绿茶一起放入茶杯中,用沸水冲泡,20分钟后即可饮用。

【美颜链接】本方能够去湿解毒、消脂,可供任何年龄段女性饮用。并对体重增加、消化不良、脘腹胀满、热毒痈肿等症有较好的改善作用。

美丽叮咛

◎未经处理的陈皮最好不要用来泡水当茶饮。

◎气虚体燥、阴虚燥咳、吐血及内有实热者忌饮用此茶。

◎选购时要注意外皮深褐色,皮瓤薄,放在手上觉得很轻而又容易折断,同时还发出香味的为上品。

海带绿豆粥

【材料】 绿豆半杯,泡发海带100克,大米适量

【做法】

1. 将泡发的海带切碎;大米淘洗干净,用清水浸泡一会儿;绿豆洗净。
2. 海带、大米、绿豆一同放入锅中,加适量水煮成粥即可。

【美颜链接】 绿豆有较好的解毒作用,能帮助人体排出毒素,有减肥的功效,可起到预防青春痘、痤疮的作用。

国医小课堂

4个快速瘦身穴位

水分
位置:在肚脐的正上方,约1寸的地方(图①)。
按摩方法:以指面向下按压,并做圈状按摩。
瘦小腹原理:可排出腹部多余水分,消除小腹。

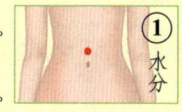

气海
位置:肚脐下1寸半处(图②)。
按摩方法:以指面向下按压,并做圈状按摩。
瘦小腹原理:帮助消化,消除腹部赘肉。

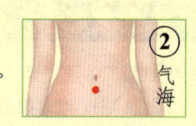

关元
位置:肚脐下方3寸处(图③)。
按摩方法:以指面向下按压,并做圈状按摩。
瘦小腹原理:收缩腹部、腰部,紧致肌肉。

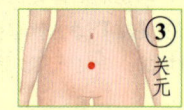

肾俞
位置:后腰部脊椎骨两侧,第2腰椎下,离脊柱约1寸半(图④)。
按摩方法:以指面向下按压,或做圈状按摩。
瘦小腹原理:消除水肿,纤细腰部。

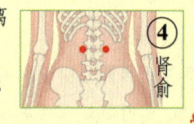